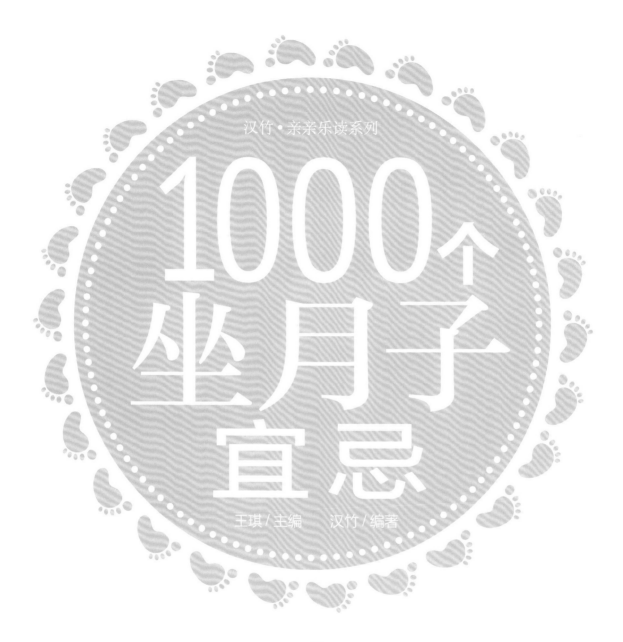

汉竹·亲亲乐读系列

1000个坐月子宜忌

王琪 / 主编　　汉竹 / 编著

汉竹图书微博
http://weibo.com/2165313492

读者热线
400-010-8811

U0344412

江苏凤凰科学技术出版社 | 凤凰汉竹
全国百佳图书出版单位

坐月子时

该做什么，不该做什么？

哪些可以吃，哪些不可以吃？

妈妈的传统观念正不正确？

为什么有时情绪激动？

怎么才能使宝宝避免不当的照顾？

……

相信将要坐月子或正在坐月子的新妈妈们，都有一个心愿：希望虚弱的自己和刚出世的宝宝在家人的照顾下，安然度过月子期。可事实是，上述类似的问题会时常冒出来，不停困扰你。对产后知识了解甚少，或一知半解的新妈妈们，会不知不觉走入误区。

为了让新妈妈坐好月子，早日恢复健康，北京妇产医院王琪教授以 20 多年围生实践经验及科研成果，吸取传统月子观的有益成分，加以现代科学观念的引导，将新妈妈最关注的饮食和生活以宜忌的形式分条列出。新妈妈不用费力从繁杂冗长的字段中找自己想要的，也不用担心像看其他孕产书一样，出现"信息焦虑症"。这本书力求简单实用，一两句话就能解决一个小问题。而且本书中的每一条宜忌，都是新妈妈们最为关心的，在需要的时候，翻看一下，能及时为你答疑解惑，指点迷津。

这本书涵盖产后的方方面面，新妈妈们一册在手，可以实现万事无忧。

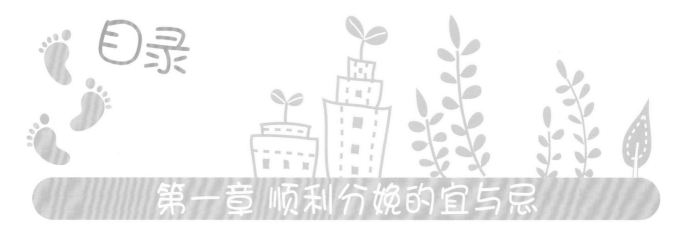

目录

第一章 顺利分娩的宜与忌

第二章 坐月子生活起居宜与忌

居家环境

个人卫生

生活细节

心理调节

产后锻炼

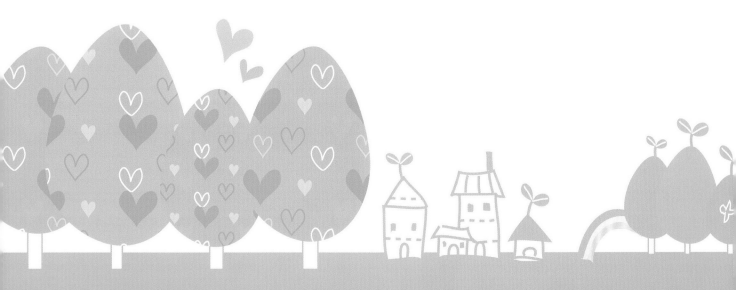

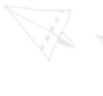
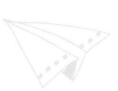
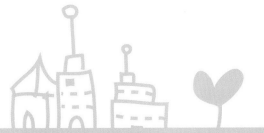
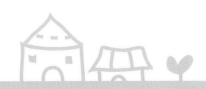

第四章 坐月子哺乳宜与忌

哺乳妈妈

非哺乳妈妈

第五章 冬天与夏天坐月子宜与忌

冬天坐月子

夏天坐月子

第六章 坐月子吃什么宜与忌

坐月子第3周

坐月子第4周

第七章 健康月子餐

第八章 新生儿护理宜与忌

附录：产后恢复操

第一章
顺利分娩的宜与忌

　　经过 10 个月的漫长孕育与等待，准新妈妈就要进入产房了。即将和朝夕相处了 10 个月的宝宝见面，准新妈妈心中的兴奋和喜悦自是无法言表。然而，关于生产的那些可怕"传说"又让准新妈妈忧心忡忡，甚至有些恐惧，乱了方寸。自己该准备些什么呢？是该剖宫产还是自然生产？自然生产该怎样正确用力？怎样能缓解疼痛？这些疑虑，你只需翻翻本章就能解决。

宝宝就要降临了，准新妈妈在惴惴不安地等待着，紧张得仿佛听到了两颗心脏的跳动声，她不停地问自己：为了小生命的顺利降临，我该做些什么，又不该做什么呢？

宜及早做好思想准备

分娩临近，准新妈妈及家属应及早做好分娩的思想准备，愉快地迎接宝宝的诞生。准爸爸应该给准新妈妈充分的关怀和爱护，周围的亲戚、朋友及医务人员也必须给予准新妈妈支持和帮助。实践证明，思想准备越充分的准新妈妈，难产的发生率越低。

宜保证休息

准新妈妈在分娩前宜做好以下这些身体准备。

1. 保持充足的睡眠，以保证分娩时体力充沛。

2. 临近预产期的准新妈妈应尽量不要外出或旅行，但也不要整天卧床休息，轻微的、力所能及的运动还是有好处的。

3. 保持身体的清洁。由于准新妈妈产后不能马上洗澡，因此住院之前应洗一次澡，以保持身体的清洁。如果是到公共浴室去，必须有人陪伴，以免发生意外。

宜提前准备待产包

分娩所需物品，孕晚期就要陆续准备好，并放在家人都知道的地方。这些东西包括以下 3 类。

1. 准新妈妈的各种证件：户口本或身份证（夫妻双方）、医疗保险卡或生育保险卡、相关病历。

2. 宝宝用品：奶粉、奶瓶、内衣、外套、包布、尿布、小毛巾、围嘴、垫被、小被头、宝宝香皂、爽身粉、粉扑等。尤其出院抱宝宝的用品必须事先装好，做好记号，免得家人接宝宝时准备不全。

3. 准新妈妈入院时的用品：面盆、脚盆、牙膏、牙刷、大小毛巾、产妇专用卫生巾、卫生纸、内衣、内裤等。分娩时需吃的点心也应准备好。

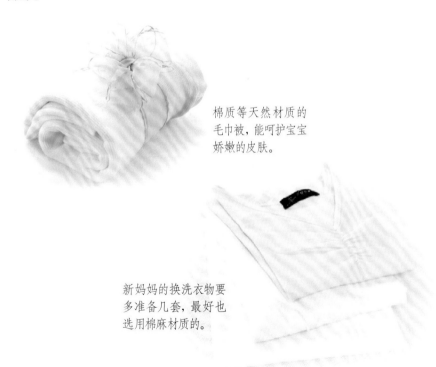

棉质等天然材质的毛巾被，能呵护宝宝娇嫩的皮肤。

新妈妈的换洗衣物要多准备几套，最好也选用棉麻材质的。

宜剖宫产前一天禁食

如果准妈妈是计划实施剖宫产，手术前需要做一系列检查，以确定自己和胎宝宝的健康状况。手术前一天，晚餐要清淡，晚上12点以后不要吃东西，以保证肠道清洁，减少术中感染。手术前6~8小时不要喝水，以免麻醉后呕吐，引起误吸。

宜散步帮胎儿入盆

散步可以帮助胎儿下降入盆，松弛骨盆韧带，为分娩做准备。散步可早晚各安排1次，每次30分钟左右，也可早中晚3次，每次20分钟。散步最好选择环境清幽的地方，周围不要有污染物，也不要在马路边散步，避免吸入汽车尾气及灰尘。

宜去医院的情况

一般来说，准妈妈在出现以下征兆后入院比较合适。

1. 子宫收缩增强。当宫缩间歇由时间较长转入逐渐缩短，而宫缩持续时间逐渐增长，且强度不断增加时，应赶紧入院。

2. 尿频。准妈妈本来就比正常人的小便次数多、间隔时间短，但在临产前会突然感觉到离不开厕所，这说明宝宝头部已经入盆，即将临产，应立即入院。

3. 见红。分娩前24小时内，50%的产妇常有一些带血的黏液性分泌物从阴道排出，称"见红"，这是分娩即将开始的一个可靠征兆，应立即入院。

4. 高危产妇及有妊娠合并内科疾病，如患有心脏病，肝、肾疾患等异常情况者，应早些入院，以便医生检查和采取措施。

宜让准爸爸时刻陪伴

准新妈妈生产时，最佳的陪护人是丈夫。丈夫陪伴在妻子身边，可以帮助妻子克服紧张情绪，丈夫温柔体贴的话语可以使妻子得到精神上的安慰，丈夫的鼓励和支持可以增强妻子顺利分娩的信心。有丈夫在身边，准新妈妈感觉自己有了强大的支撑力。丈夫可以分担妻子的痛苦，也可以分享宝宝安全降生的快乐，这对于增进夫妻感情来说，也是至关重要的。

临产不是孕妈妈一个人的事儿，准爸爸也要参与其中哦。

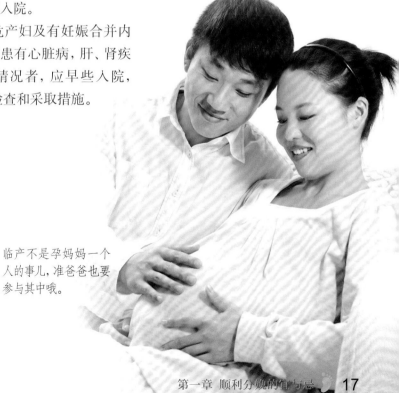

宜吃巧克力补充体力

专家向准新妈妈推荐被誉为"助产大力士"的巧克力。巧克力含有碳水化合物、脂肪、蛋白质、铁、钙以及维生素 B_2 等丰富的营养素，而且对胃液中的蛋白质分解酵素具有活化性作用，可使碳水化合物迅速被人体吸收利用，增强机体的能量。准新妈妈在分娩之前，可以适当吃些巧克力，以便在分娩过程中及时补充体力消耗所需的能量，有益于保持产力，使分娩尽快结束。

除此之外，巧克力能提高大脑内一种叫"塞洛托宁"的化学物质的水平，这种物质能给人带来安宁的感觉，可有效缓解准新妈妈分娩前的紧张情绪，减轻心理压力，轻松上阵，更好地完成生产的全过程。

宜自然分娩

自然分娩不管是对宝宝还是对新妈妈，都是最适合、最好的一种生产方式。对新妈妈来说，自然分娩恢复快，生完当天就可以下床走动，一般3~5天就可以出院，而且生产完就可以母乳喂养。

对宝宝来说，经过产道的挤压，肺功能得到很好的锻炼，皮肤神经末梢经刺激得到按摩，其神经系统、感觉系统发育较好，整个身体协调功能的发展也会比较好。

宜正视分娩疼痛

每个妈妈都要经历分娩前的阵痛，但到底有多痛？为什么必须要经历？这样的困惑带给你的只能是对未知的恐惧，一旦你提前了解了分娩痛，并对此有所准备，你就能更好地应对，也就有"原来坚持一下就过来了"的轻松感。

其实妈妈们的疼痛均来自于宫缩，宫缩是临产的重要特征，宫缩开始是不规律的，强度较弱，逐渐变得有规律，强度越来越强，持续时间也会越来越长。一般头胎的产妇在宫缩5分钟左右一次时就可以去医院了，而第二胎的产妇则在10分钟左右一次时就需要去医院。宫缩时，你会觉得疼痛感像浪潮涌来一样向下腹扩散，你可能还会有腰酸或者排便感，而每一次宫缩都是在为宝宝出生做准备。

当然，疼痛感的强弱也因人而异，所以你也不要为此感到害怕，这点痛与见到你亲爱的宝贝比起来就显得不算什么了。只要你和医生配合，并擅用呼吸，就能顺利度过分娩。

生产需要大量体力，产前要保证休息充分、心情放松。

不宜忽略分娩征兆

有些新妈妈不知道分娩前的征兆，耽误了去医院的时间，容易引起不必要的麻烦。所以准新妈妈了解分娩前的征兆很有必要，自己细心观察，才能使分娩更平顺。

分娩的预兆常常表现为阵痛、宫缩、破水和见红。

阵痛：预产期时，如腹部宫缩并开始出现一阵阵的腹痛时，孕妈妈宜计算阵痛间隔与持续时间，发现阵痛规律，应立即通知家人，寻求必要援助，并尽快将工作、家事等重要事情做个安排与交代，及时到医院，准备分娩。

宫缩：临近预产期，腹部一天有好几次发紧的感觉，当这种感觉转为很有规律的下坠痛、腰部酸痛时，就应该去医院检查。

破水：宫缩频率加强时，羊膜囊破后，会有清亮的羊水流出。此时孕妈妈应立即通知家人，保持平卧，并及时去医院。

见红：到临产期，孕妈妈若发现阴道流出少量暗红色或咖啡色分泌物，也应准备好去医院，因为这很有可能是宝宝要出生了。

不宜忽视异常胎动

越临近分娩，越要密切关注胎动。胎儿在羊水中自由活动，躯体或肢体触及子宫壁，准妈妈就会感觉到胎动。计数胎动本身就是一个非常好的监测胎儿宫内状况的自我保健方法。胎动次数一般不会减少一半以上，所以，当发现胎动次数明显减少，12小时胎动少于20次，或每小时胎动少于3次，或胎动消失时，准妈妈都必须马上去医院，接受医生的检查。

不宜临产前吃不易消化的食物

新妈妈发生阵痛后，家人为了给新妈妈补充体力，通常会给她吃一些增加能量的食物，但不宜吃不易消化的食物，如肉食等。因为产后活动量小，产前吃下的食物消化不了，会导致新妈妈排气困难，引起肚胀，增加产后的痛苦。

临产前，若12小时胎动少于20次，或每小时少于3次，须马上去医院检查。

不宜忽视正确的助产方式

1. 深呼吸。每次宫缩开始时进行一次腹部深吸气，直到一阵宫缩完毕后才将气呼出。

2. 结合深呼吸做按摩。用两手手指按摩下腹部皮肤，深吸气时，将两手移向中线，呼气时再将手向外侧按摩。

3. 压迫最不适的部位，如腹部、骶部或耻骨等处。

4. 进气法。宫口开全后，宫缩时使用腹压，深深吸一口气，然后下行而不吐出来，时间越长越好。

5. 腹部憋气，以增加腹压，随着宫缩的节律向下用力，帮助胎儿克服在产道中所遇到的阻力，顺利生产。

不宜在第二产程前用力

当子宫口开全后，进入第二产程。此产程可按医生指导正确使用腹压和哈气动作。子宫收缩时，产妇可拉住床沿两侧拉手深吸气，憋住一口气用力下挣。子宫停止收缩时，应做哈气动作，使膈肌和腹肌有节奏地收缩。胎头娩出时，应张口呼吸，不宜过于用力强迫胎儿落地，以免胎儿娩出过快而撕伤阴道与会阴。

不宜分娩时吃大补食品

一些大补的食品，如桂圆、人参等看似能补充体力，其实并不适合分娩时食用。因为桂圆进入胃内，被消化、吸收有一个过程，不能在半小时内见效，所以不能立刻起到补充体力的作用。从中医角度来看，桂圆安胎，抑制子宫收缩，会减慢分娩过程。而人参汤也需经过较长的时间才能被身体消化吸收，也不能很快使准产妇增长力气，所以效果并不理想。

第二产程胎头拨露①阶段

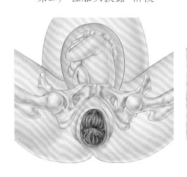

第二产程胎头着冠②阶段

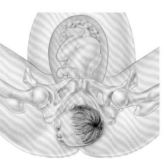

第二产程胎儿胎肩、胎体依次娩出

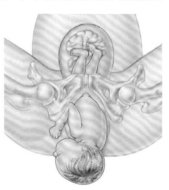

注①："胎头拨露"指宫缩时胎头出于阴道口，露出部分不断增大。在宫缩间歇期，胎头又缩回阴道内。

注②："胎头着冠"指胎头大部分都从阴道露出，宫缩间歇期不再回缩。

不宜滥用催产素

催产素的作用是使子宫肌肉收缩，并使子宫口开大。因此催产素不能随便用。一般在生产过程中，要由医生确定骨盆够不够大，胎儿能不能通过阴道产出。只有在子宫收缩力欠佳时才可用催产素，以减少生产时间，降低产妇的痛苦。滥用或不恰当地使用催产素，易导致子宫破裂，造成大出血。

不宜滥用剖宫产

剖宫产虽然安全快速，但也有许多弊病，如胎儿未经阴道分娩，不利于新生儿建立正常的呼吸功能，肺部发生病变的可能性大；产妇失血多，恢复慢；手术造成的创伤和出血使产妇身体虚弱，术后易感染，手术过程中还可能伤及其他器官等。因此，除胎儿情况危急(脐带受压)或产妇骨盆过于狭小、臀位或有其他异常情况外，不宜滥用剖宫产。

不宜过度忧虑

不少产妇由于缺乏常识，对分娩有不同程度的恐惧心理。这种不良心理，不仅会影响准新妈临产前的饮食和睡眠，还会妨碍全身的应激能力，使身体不能尽快地进入待产的最佳状态，因而影响正常分娩。事实上，在现代医学条件下，只要认真进行产前检查，分娩的安全性接近百分之百。

分娩当天不宜多吃桂圆、鸡蛋

民间有产时吃桂圆鸡蛋或桂圆汤增力气、补气血的说法，其实是缺乏科学依据的。从中医角度来看，桂圆安胎，抑制子宫收缩，会减慢分娩过程，还有可能促使产后出血，所以分娩时不宜多吃桂圆。食用鸡蛋也会增加肠胃负担，不利于分娩。

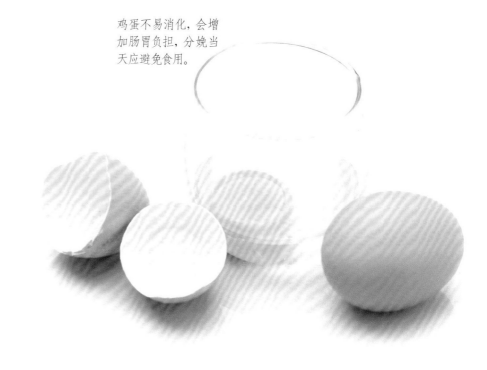

鸡蛋不易消化，会增加肠胃负担，分娩当天应避免食用。

第二章
坐月子生活起居宜与忌

　　整个月子期都不能洗澡洗头吗？能刷牙吗？能看电视、上网吗？什么时候能开始运动，该做些什么运动帮助身体各部位的恢复呢？这些问题，成了产后新妈妈除了饮食之外最关心的话题。本章将从居家环境、个人卫生、生活细节、心理调节和产后锻炼 5 个方面，全面解决新妈妈月子期间生活起居方面的种种疑问。

居家环境

居家环境与新妈妈和宝宝的健康息息相关，安静、清洁、光照充足、通风、适宜的温度和湿度，以及舒适的床，都是新妈妈和宝宝的房间必备的条件。

宜穿平底鞋

新妈妈的鞋要选舒适的平底鞋，最好是布鞋。另外，即使在夏天，最好也不要光脚，应穿纯棉的袜子，避免脚底受凉引起疼痛。

宜保持房间清洁

新妈妈和宝宝需要一个清洁舒适的环境。然而，因为添置了儿童床、宝宝车以及各种玩具，家几乎变成了仓库。因此，无论如何也要把家整理得干净利索。新爸爸应该在早晨起床后，立即打开门窗通风透气，使新妈妈有一个良好的心情。新妈妈在月子里经常出汗，换下了很多衣服，再加上宝宝的脏衣服，新爸爸一定要记住，当天就洗出来，待洗的衣物不要放在卧室里。

宜温度湿度适宜

新妈妈的房间温度最好保持在 20~25℃。冬季应特别注意居室内的空气不能过于干燥，可在室内使用加湿器或放盆水，以提高空气湿度。室内空气的相对湿度应保持在 55%~65%。

宜衣着宽大舒适

有些新妈妈因体形发胖，就穿紧身衣来束胸或束腰。这样的装束有碍血液流通，如果乳房受压迫，极易患乳痈（奶疖）。正确的做法是，衣着略宽大，贴身衣服应选择棉制品，腹部可适当用布裹紧，以防腹壁松弛下垂，也有利于子宫复原。

宜注意晾洗衣物的讲究

新妈妈换下来的衣物要及时清洗，注意洗净汗渍、血渍、奶渍。留有汗液的衣物，长期不洗会变味；血渍时间太久，不容易洗下来；乳汁留在衣服上时间过长，会变成酸性物质，损蚀组织纤维。

衣物洗净后最好放在太阳下暴晒消毒，遇到天气不好的时候，最好能用熨斗把衣物熨干，这样可以防止衣物长时间不干而滋生细菌。

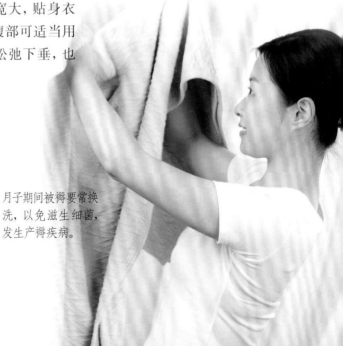

月子期间被褥要常换洗，以免滋生细菌，发生产褥疾病。

宜选宽松棉质内衣

新妈妈的生理状况较为特殊，毛孔呈开放状态，易出汗，又要喂养宝宝，因此内衣裤应选择吸汗、透气性好、无刺激性的纯棉面料，且以宽大舒适为宜，不要过于紧身，不宜穿化纤类内衣，每日应更换内衣裤。

宜戴胸罩防乳腺炎

胸罩能起到支持和扶托乳房的作用，有利于乳房的血液循环。对新妈妈来讲，不仅能使乳汁量增多，而且还可避免乳汁瘀积而得乳腺炎。胸罩能保护乳头免受擦碰，避免乳房下垂。

应根据乳房大小调换胸罩的大小和杯罩形状，并保持吊带有一定拉力，将乳房向上托起。产后乳腺管呈开放状，为了避免堵塞乳腺管，影响泌乳，胸罩应选择透气性好的纯棉布料，可以穿着在胸前有开口的哺乳衫或专为哺乳期设计的胸罩。

宜穿带后跟的软底拖鞋

多数人认为坐月子期间新妈妈不需要准备鞋，因为大多数时间不出门，只是在家走走。其实坐月子期间穿鞋更应该科学，要注意足部保暖，一定要穿柔软的棉拖鞋，最好是带脚后跟的，尤其是冬季，如果脚受凉，会引发产后足跟或腹部不适，甚至出现腹泻。即便是在室内活动，也应该穿柔软的运动鞋或休闲鞋，而不要穿着无后跟拖鞋，更不可穿高跟鞋。

宜在安静的环境中休养

新妈妈需要一个安静的休养环境，房间不一定大，但要安静、舒适、整洁，阳光充足，空气新鲜，要避免穿堂风。室温应保持在 20~25℃。房间应每天开窗通风，保证空气清新。因为新鲜的空气有助于消除疲劳、恢复健康，给母婴提供足够的氧气。

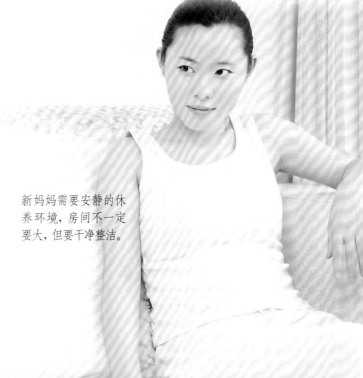

新妈妈需要安静的休养环境，房间不一定要大，但要干净整洁。

宜保持居室通风

新妈妈的居室应坚持每天开窗通风两三次，每次 20~30 分钟，这样才能减少空气中病原微生物的密度，防止感冒病毒感染。通风时应先将新妈妈和宝宝暂移到其他房间，避免受对流风直吹而着凉。

每天上午十点和下午三点，是开窗通风的好时机，但注意风口不要对着新妈妈。

宜远离新装修的房子

住在新装修的房间内，湿气不易散发，另外，水泥、石灰、涂料等建筑材料含有的甲醛、酚、铅、石棉、聚氯乙烯等有害物质，可通过呼吸道和皮肤的吸收，侵入血液循环，影响免疫功能，导致疾病的发生。因此，新妈妈和新生儿要远离新装修的房子。

宜勤换衣物

新妈妈产后皮肤排泄功能旺盛，出汗多，汗液常浸湿衣服、被褥；同时，乳房开始泌乳，经常弄湿内衣，恶露也常常弄湿内裤。乳汁等易变成酸性物质腐蚀衣物，潮湿的环境中还容易滋生细菌，侵入伤口。因此，新妈妈的衣服要常换，特别是贴身内衣更应经常换洗。内裤最好一天一换，上衣也要至少两天一换，以保持卫生，防止感染。

宜随季节穿衣

新妈妈的衣着应随着季节变化而进行相应的增减。夏天，新妈妈的衣着、被褥皆不宜过厚，穿着棉布单衣、单裤、单袜即可；被褥最好使用棉毛制品，利于吸汗去暑湿，以不寒不热为佳；若汗浸湿了衣服，应及时更换，以防受湿。冬天，新妈妈床上的铺盖和被盖要松软暖和；新妈妈最好穿棉衣或羽绒服，脚穿厚棉线袜或羊绒袜；后背和下体尤须保暖。春秋季节，新妈妈衣着被褥应较平常人稍厚，以无热感为好，穿薄棉线袜。

宜用醋熏防感冒

新妈妈和宝宝的免疫力较低，若家中有人患了感冒，应立即采取隔离措施，房间里还应及时用食醋熏蒸法进行空气消毒，以每立方米 5~10 毫升食醋的比例，加水将食醋稀释两三倍，关紧门窗，加热使食醋在空气中逐渐蒸发掉即可。这样可以预防新妈妈和宝宝被传染到感冒病菌。

不宜睡过软的床

在妊娠期和分娩时，人体分泌一种激素，使生殖道的韧带和关节松弛，有利于产道的充分扩张，从而有助于胎儿娩出。分娩后，骨盆尚未恢复，缺乏稳固性，如果新妈妈这时睡太软的席梦思床，左右活动都有阻力，不利于新妈妈翻身坐起，若想起身或翻身，必须格外用力，很容易造成骨盆损伤。建议新妈妈产后最好睡硬板床，如没有硬板床，则选用较硬的弹簧床。

不宜穿高跟鞋

新妈妈应选择舒适透气的布鞋或软底鞋，不要穿高跟鞋，因为高跟鞋可使身体重心改变，加重肌肉的负担，易引起腰酸腿疼。另外，新妈妈还要注意，由于产后肌肉恢复至少需要 3 个月的时间，所以最好在 3 个月到半年后再穿高跟鞋，如果确实需要，可穿坡跟的，尤其不可穿鞋跟又高又细的高跟鞋。

忌门窗紧闭

传统观念认为，无论是寒冷的冬季，还是炎热的夏季，新妈妈的居室要窗户紧闭，避免新妈妈"受风"，留下"月子病"，其实这种说法是不正确的。不开窗通风，空气污浊，有利于病原体的生长繁殖，容易引起新妈妈和宝宝呼吸道感染。

春季气温变化无常，是传染性疾病，如流行性感冒等的高发期。开窗通风是最简单、最行之有效的室内空气消毒方法，可有效降低室内空气中微生物的数量，改善室内空气质量，调节居室微小气候。在夏季，如果室内气温过高，又不通风透气的话，会使新妈妈和宝宝中暑。

在不同季节，开窗通风要根据不同风向，调节开窗的大小，不要直接对着新妈妈和宝宝吹，开窗时间也应适当调节。

忌隔着玻璃晒太阳

新妈妈和宝宝都需要充足的光照，这样新妈妈才能尽快恢复。有人认为隔着玻璃晒太阳和在户外是一样的，其实玻璃虽不能阻隔阳光，但能阻隔紫外线的摄入。众所周知，紫外线有灭菌消毒的作用，隔着玻璃晒太阳起不到消毒灭菌的功效；再则，不照紫外线就没有足量的维生素 D，影响维生素 D 的合成，不利于钙质的吸收；多吸收维生素 D 还对血色有益，使肌肤红润健康。所以，最好在室外晒太阳，这样有利于新妈妈和宝宝的健康。

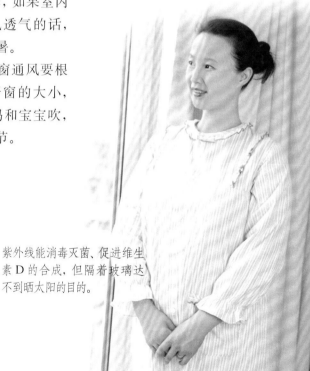

紫外线能消毒灭菌、促进维生素 D 的合成，但隔着玻璃达不到晒太阳的目的。

个人卫生

新妈妈产后体质虚弱，抵抗病菌的能力大大降低，此外，恶露不断、阴道分泌物增多等都要求新妈妈注意个人卫生。

宜用淋浴

新妈妈可以进行简单的淋浴，但时间不要超过5分钟，洗澡时要用弱酸性的沐浴用品清洁外阴，但注意阴道内不要冲洗。要穿宽松的棉质内裤，避免阴部的不适。洗完头发要尽快擦干，不要受凉。顺产的新妈妈在分娩后2~5天便可开始洗澡，但不应早于24小时。剖宫产的新妈妈视伤口恢复情况而定，伤口恢复得快的话，2个星期后就可以淋浴了。

宜保持会阴清洁

生产时，为使胎儿顺利产出，减少产妇阴道裂伤，通常医生会做会阴侧切手术，使伤口相对整齐，容易愈合。术后为防止感染，在住院期间应由护士每日冲洗会阴部2次，保持会阴干净，并观察出血情况。大小便后用温水冲洗外阴。

宜定时量体温

新妈妈在产后一定要定时量体温，如果发现体温超过38℃就要当心。分娩之后的24小时内，由于过度疲劳，可能会发热到37.5℃，但这以后，体温都应该恢复正常。如有发热，必须查清原因，适当处理。个别新妈妈乳胀也可能引起发热，但随着奶汁的排出，体温会降下来。而病理性发热有可能是感染了产褥热，若延误可能导致腹膜炎、败血症及乳房肿胀。

宜产后及时排便

新妈妈产后尿量增多，应及时排小便，以免胀大的膀胱妨碍子宫收缩，新妈妈在产后2日内应排大便。新妈妈每日可用温开水或消毒液冲洗阴部两三次，保持会阴部清洁干燥。如有便秘，可多吃些通便的食物，如香蕉、油桃、苹果、梅子以及谷物和蔬菜等。

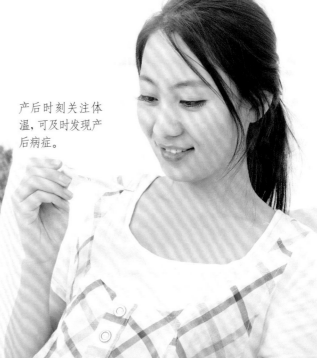

产后时刻关注体温，可及时发现产后病症。

宜照常刷牙

传统认为的"月子里不能刷牙"是毫无道理的。月子里可以照常刷牙，以保护牙齿健康。新妈妈在月子中需要进食大量的糖类、高蛋白类食物，进食的次数也会增加，如果不刷牙，极易引起口臭和口腔溃疡。漱口刷牙能清除食物残渣及其他酸性物质，保持牙齿和口腔清洁。产妇应该每天早晚各刷一次牙，要用温水刷，牙刷不要太硬。刷牙时不能横刷，要竖刷，即上牙应从上往下刷，下牙从下往上刷，而且里外都要刷到。

宜常清洗按摩乳房

新妈妈宜坚持按摩乳房，最好每天进行一两次，不但可以预防乳疮，还能使乳房变得有弹性。在按摩之前，可以先用热毛巾敷一下乳房，这样更利于母乳分泌。另外，要保持乳头的清洁，在给宝宝哺乳前后都要对乳头进行清洁护理。每次哺乳后挤出剩余的母乳，可以预防乳腺炎，也能促进新鲜乳汁的分泌。

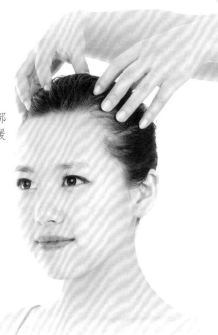

按摩头部能促进局部血液循环，动作要缓慢、轻柔。

宜用酒精清洁头皮

有的新妈妈担心月子中洗头发会着凉感冒，但脏了的头发又让新妈妈很不舒服。在这里为您推荐一款特殊的头皮清洁的方式，很适合月子中的新妈妈使用。

将药用酒精隔水温热，再以脱脂棉花沾湿，将头发分开，用沾了酒精的脱脂棉前后左右擦拭头皮，稍用手按摩一下头部后，再用梳子将脏物刷落。这样做的原理就是利用酒精的挥发性和消毒效果将油垢和细菌去除。新妈妈们可以在每天中午时擦拭一次，再用软梳梳理头发，好让头部气血畅通，保持脑部清新，还可以使新妈妈去除着凉的担心。

宜多按摩头部

老一辈的人认为坐月子期间不能梳头，其实是没有一点科学依据的。新妈妈经常刺激、按摩头皮，可以促进局部皮肤血液循环，满足头发生长所需的营养，从而防止产后发丝断裂、分叉、脱发等。

按摩头皮可以通过梳头来实现，新妈妈常梳头还可以去掉头发中的灰尘、污垢，使头发清洁，也起到讲究卫生的作用。需要注意的是，梳的时候要有条理，一下一下慢梳；再则，不要用新梳子梳头，因为新梳子的齿比较尖，不但起不到按摩作用，还会不小心刺痛头皮。

宜用手指漱口

产后可用手指漱口。新妈妈可先将右手食指洗净，或用干净纱布裹住食指，再将牙膏挤于指上，像使用牙刷一样来回上下揩拭，然后按摩牙龈数遍。在月子中，这样漱口能防止牙龈炎、牙龈出血、牙齿松动等。新妈妈也可采取盐水漱口、药液漱口等办法，如陈皮6克，细辛1克，用沸水浸泡，待温后去渣含漱。

宜每晚用热水洗脚

对坐月子的新妈妈来说，热水洗脚既保健又解乏，在经历了分娩过程以后已精疲力尽力尽了，因此每天用热水泡泡脚，对恢复体力，促进血液循环，解除肌肉和神经疲劳大有好处。新妈在洗脚的同时，不断地按摩足趾和足心效果会更好。

再次提醒，洗脚绝不能用凉水。坐月子洗脚最好每周加2次艾叶，或者用艾条，每次取1/5的量就可以了，将艾条捻碎后用滚开的水冲泡，泡化后，再加入温水泡脚。

宜用牛角梳梳头

新妈妈梳头时宜选择合适的梳子，最好使用牛角梳，因为牛角本身就是中药的一种，其牛角制品也就有一定的保健作用。且牛角梳坚固不易变形，梳齿排列均匀、整齐，间隔宽窄合适，不疏不密；梳齿的尖端比较钝圆，梳头时不会损伤头皮而引起头皮不适。不宜选用塑料及金属制品的梳子，这类梳子易引起静电，不易梳理且容易使头发干枯、断裂。

新妈妈梳头应每天早晚进行，不要等到头发很乱，甚至打结了才梳，这样容易造成头发和头皮损伤。头发打结时，从发梢梳起，可用梳子蘸75%的酒精梳理。最好是湿发、干发用不同的两把梳子，以减少细菌的传播。

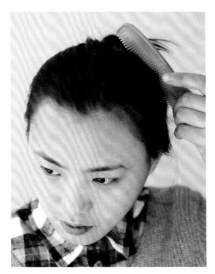

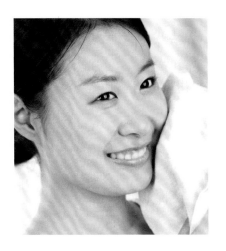

宜洗澡后擦干再睡

新妈妈可以洗澡，但在洗澡后应及时将身体和头发擦干，穿好衣服以后再走出浴室。在头发未干时不要立即就睡，否则湿邪侵袭会导致头痛。但不可以使用吹风机吹头发，即使是热风也不行。最好用一块干的毛巾在头发上一下一下按压，将水吸干，不要揉搓，之后换块干毛巾将头部包裹。不要使头部受风着凉，否则头部的血管遇冷会骤然收缩，有可能引起头痛。饥饿时和饱食后不宜洗澡，洗澡后容易口渴，宜适当喝些温水，有饥饿感的话还应吃点东西，以补充耗损的气血。

不宜忽视个人卫生

新妈妈产后皮肤排泄功能旺盛，出汗较多，乳房还会淌乳汁，阴道不断有恶露排出，尤其是夏天，短时间内就会出现难闻的气味。不仅新妈妈本人感到不适，细菌也会乘虚而入，所以需要比平时更讲卫生，保持全身清洁，预防乳腺炎和子宫内膜炎。与不洗澡的新妈妈相比，产后洗澡者皮肤清洁，会阴部或其他部位感染炎症的概率明显降低。

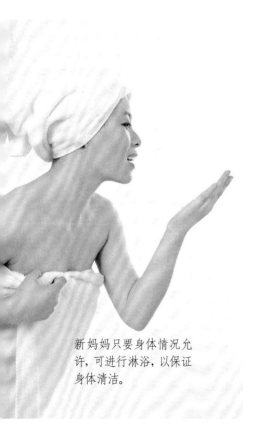

新妈妈只要身体情况允许，可进行淋浴，以保证身体清洁。

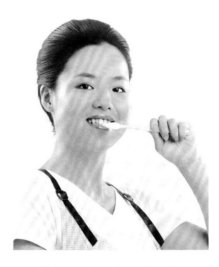

不宜用冷水刷牙

只要体力允许，新妈妈在产后第2天就应该开始刷牙，最好不超过3天。但需要注意的是：产后刷牙不宜用冷水，避免牙齿受到损害。新妈妈身体较虚弱，正处于调整中，对寒冷刺激较敏感，因此，应该用温水刷牙，并在刷牙前将牙刷用温水泡软，以防冷水对牙齿及齿龈刺激过大。每天早晨和睡前各刷一遍，如果有吃夜宵的习惯，吃完后应再刷一遍。

不宜多会客

新妈妈和宝宝的免疫力偏低，会见各方亲友增加了他们接触细菌、病菌的机会，不利于预防各种疾病。同时，新妈妈虚弱的身体需要休息，夜间给宝宝哺乳又造成睡眠不足，而宝宝的神经功能还未发育完全，稍有响动就会受到惊吓。因而，减少会客应是对新妈妈和宝宝的一种关心和爱护。

不宜出入公共场所

产后新妈妈身体虚弱，免疫力大大降低，如果不注意自我保护，各种病菌很容易乘虚而入。所以新妈妈最好不要出入公共场所，减少与各种灰尘、细菌、病菌接触的机会，以预防各种疾病。

忌用香皂洗乳房

使用香皂会洗去皮肤表面的角化层细胞，促使细胞分裂增生。若过多使用香皂等清洁用品清洗，可碱化乳房局部皮肤，破坏保护层。香皂在不断地使皮肤表面碱化的同时，还促进皮肤上碱性菌群增长，使得乳房局部的酸化变得困难。此外，用香皂清洗还会洗掉保护乳房局部皮肤润滑的物质——油脂。而乳房局部皮肤要重新覆盖上保护层，并要恢复其酸性环境则需要花费一定的时间。

忌留长指甲

长指甲最容易藏污纳垢,隐蔽的指甲缝里会隐藏着大量的细菌,新妈妈本来身体免疫力就低,很容易受到细菌侵袭引起不适。更重要的是,新妈妈要经常抚触宝宝,长指甲很容易划伤宝宝细嫩的皮肤,引起感染。因此,新妈妈要勤洗手,把指甲修剪整齐。

忌忽视口腔卫生

健康人的口腔内,都有数量惊人的乳酸杆菌、链球菌等寄生细菌。新妈妈的抵抗力远在正常人之下,而且需要一段时间才能复原,这种状态使新妈妈口腔及肌体其他部位的细菌得以生长繁殖,极易感染。此外,新妈妈分娩后需进补各种营养,残留在牙齿中的食物残渣更促进了细菌的滋生,因此口腔卫生不容忽视。新妈妈从产后第1天起就要勤刷牙、漱口。

忌忽视用眼卫生

很多眼部疾病如沙眼、角膜溃疡等都是由于不注意用眼卫生引起的。因此,新妈妈一定要重视用眼卫生,勤洗手,不用脏手揉眼,洗漱用品不与其他人合用,看书时眼睛与书的距离保持在30厘米以上,不要在昏暗的灯光或过强的灯光下看书。

忌忽视病理性发热

病理性发热最常见的原因是产褥感染,也就是俗称的"产褥热"。如果治疗不及时,可能转为慢性盆腔炎,还可能引起危险的腹膜炎、败血症及乳房肿胀。因此,新妈妈如果高热,就得赶紧找医生就诊了,以免延误治疗导致病情加重。

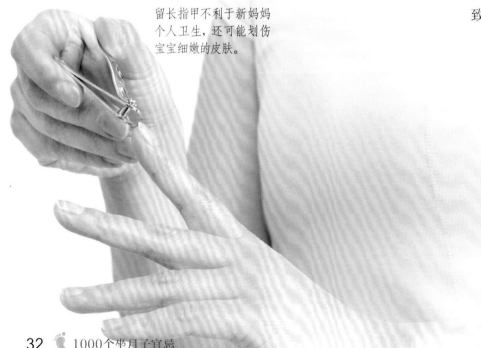

留长指甲不利于新妈妈个人卫生,还可能划伤宝宝细嫩的皮肤。

忌牙刷过硬

新妈妈身体虚弱，正处于调理中，对生冷硬的刺激非常敏感。过硬的牙刷会伤及新妈妈的牙龈，新妈妈应选用刷毛质地柔软、刷头小且轻便易拿的牙刷。

忌盆浴

产褥期间洗盆浴时，寄生在皮肤或阴道的细菌、洗澡用具上沾染的细菌，都能随洗澡水上行进入产道，从而增加了感染机会，轻则导致会阴伤口发炎、子宫内膜发炎，重则向宫旁组织、盆腔、腹腔、静脉扩散，甚至细菌在血内繁殖，引起败血症，所以产后禁止盆浴，应选择淋浴。

忌烫发、染发

在分娩后的 6 个月内尽量少在头发上做太大的改变。因为产后的头发仍处于易脱落的时期，染发和烫发时要用药水，而且烫发时上卷的力道也会很大，这些都容易将头发扯下，造成脱发。另外烫发染发使用的药水或多或少都有一定的腐蚀性，都会威胁到产妇和哺乳期宝宝的健康。

忌浓妆艳抹

对宝宝来说，妈妈身上有一种特殊的气味，当闻到"妈妈的味道时"，他会觉得安全、愉悦。但是当哺乳期的妈妈浓妆艳抹时，因为掩盖了自身的气味，宝宝会不愿与妈妈亲近，甚至会拒绝吃奶和睡觉。而且宝宝接触到妈妈皮肤上的化妆品后，可能会威胁到身体健康。所以哺乳期的妈妈最好不要带着浓妆喂奶，更不要使用一些质量差、有强烈刺激性的化妆品。

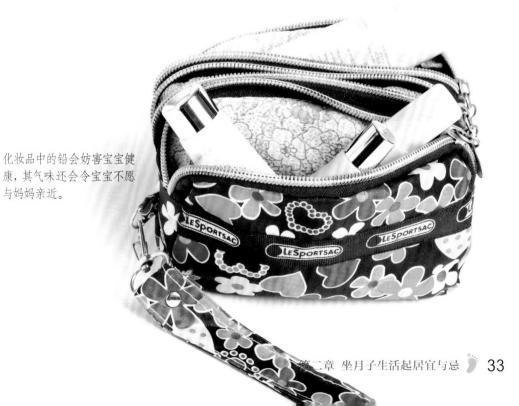

化妆品中的铅会妨害宝宝健康，其气味还会令宝宝不愿与妈妈亲近。

生活细节

怎样护理伤口？真的不能碰凉水吗？在一些琐碎的生活细节上多加注意，也是坐好月子的重要组成部分。

宜拆线后出院

如果是顺产，母婴均无异常情况，一般产后 24 小时后就可以出院。如果新妈妈分娩时会阴撕裂或进行切开术，产后四五天拆线后伤口愈合良好，方可出院。剖宫产的新妈妈拆线时间为 6~8 天，拆线后即可出院。如有其他异常情况，宜据病情来做决定。

宜根据宝宝的生活规律进行休息

一般每隔两三个小时就要给宝宝哺乳和更换尿布，夜间也要进行，所以新妈妈应该根据宝宝的生活规律来安排自己的休息时间，在宝宝睡觉的时候新妈妈也要抓紧时间睡觉休息。

宜做产后检查

一般情况下，产后第 42 天左右，产褥期将结束，新妈妈应到医院做一次全面的产后检查，但很多人认为身体又没有什么不适，没有必要去体检了。实际上，如果不去做检查，就不能及时发现异常并及早进行处理，容易延误治疗或遗留病症。而第 42 天的这个体检，则有助于了解新妈妈全身和盆腔器官是否恢复到孕前状态，了解哺乳情况，万一有异常情况，也可以及时得到医生的指导和治疗。如有特殊不适，更应该提前去医院进行检查。

宜热敷缓解阴部疼痛

阴部疼痛时，新妈妈可以尝试以下办法。

1. 产后 24 小时热敷，可以有效地促进会阴伤口恢复。

2. 试着在家里坐浴。

3. 采用舒服的姿势坐或躺。

4. 每次大小便后用温水清洁会阴部位。

5. 试试分娩时所用的那些放松技巧。如果你真的疼痛难忍，必须用止痛药的话，最好先咨询医生。

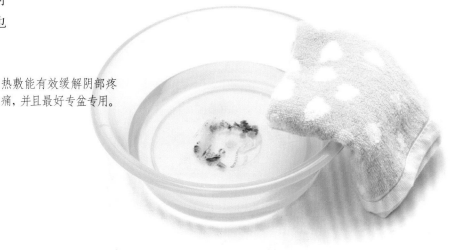

热敷能有效缓解阴部疼痛，并且最好专盆专用。

宜劳逸结合

新妈妈在产褥期要休养好身体，应做到劳逸结合，合理安排作息时间。首先要有充分的休息时间，否则新妈妈会感觉疲倦、焦虑、精神抑郁，还会影响乳汁的分泌。新妈妈要保证每天有10小时的睡眠时间，睡时要采取侧卧位，以利于子宫复原。一般产后8小时可以在床上坐一会儿。如分娩顺利，产后12小时可以下床、上厕所。产后24小时后可以随意活动，但要避免长时间站立、久蹲或做重活，以防子宫脱垂。出院后2周内应以卧床休息为主。

宜在产后24小时内卧床休息

新妈妈在产后24小时内，应卧床休息，保证充分的睡眠时间。不要做任何重体力劳动，以免发生子宫脱垂。

宜注意腰部保暖

新妈妈平时应注意腰部保暖，特别是天气变化时要及时添加衣服，避免受冷风吹袭，受凉会加重疼痛。新妈妈可以用旧衣物制作一个简单的护腰，最好以棉絮填充，并且在腰带部位缝几排纽扣，以便随时调节松紧。护腰不要系得太松也不要系得太紧，太松会显得臃肿、碍事，也不能起到很好的防护和保暖作用，太紧则会影响腰部血液循环。

宜随时照顾伤口

剖宫产新妈妈伤口的护理必须遵循两个原则：一是保持干爽；二是在手术隔天视情况换药。此外，要特别注意翻身的技巧。

术后24小时后就应该练习翻身，坐起并下床慢慢活动，以增强胃肠蠕动并尽早排气，防止肠粘连及血栓形成。

第1周内不可使冷水接触伤口，洗澡需采用擦澡方式。必要的话可贴上防水胶布。在咳嗽、笑、下床前，应以手及束腹带固定伤口部位。

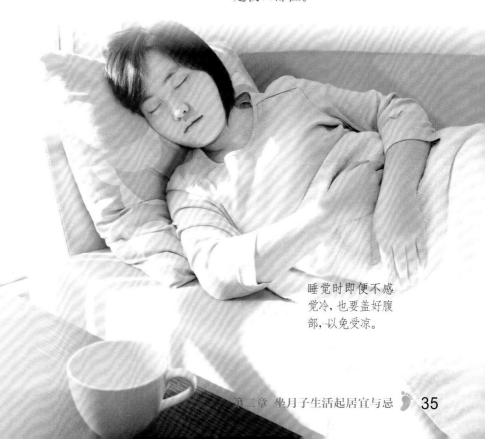

睡觉时即便不感觉冷，也要盖好腹部，以免受凉。

宜多活动防便秘

新妈妈在产后易发生便秘，可以尝试以下方法预防便秘：多走路，多喝水；做产前就已学会的会阴练习操；多吃些通便的食物，如香蕉、油桃、苹果、桃子以及谷物或蔬菜等，避免刺激性的食物或含咖啡因的食物和饮料；养成每日按时排便的好习惯。如果必须用肛门内开塞露来缓解便秘时，最好咨询一下医生。

宜按摩膀胱助排小便

新妈妈如果感觉排尿困难或者在排尿时有灼热的感觉，可以尝试以下方法：多喝水、果汁等一切流质食物，产后马上喝至少250毫升的水；排尿时放松骨盆底的肌肉，按摩膀胱；在有便意时听听水流的声音，或者让臀部直接浸泡在温水里。

宜关注阴道出血量

剖宫产时，子宫出血较多，新妈妈及家属在手术后24小时内应密切关注阴道出血量，如发现超过正常月经量，要及时通知医生。另外，要预防伤口缝线断裂，咳嗽、恶心、呕吐时，应压住伤口两侧，防止缝线断裂。

宜用温水洗水果

坐月子吃水果，可以根据季节和自己的口味，每天选择两三种食用。食用时要在温水中洗干净，泡温热之后再吃，每次不要吃太多，每天吃两三次。水果种类繁多，除少数几种外，香蕉、草莓、芒果、桃子、猕猴桃、葡萄、苹果等水果都可以适量食用。

宜多种睡姿交替睡

许多新妈妈习惯于产后平躺，所以一直保持这一姿势。长期平躺会令仍然超重的子宫往后倒，而产后支持子宫位置的韧带多软弱无力，尚未恢复正常的张力，难以将沉重的子宫牵拉至前位。随着时间的推移，子宫就取后位的姿势复旧，导致后位子宫。轻度的后位子宫一般无症状，严重者却会引起盆腔瘀血，导致小腹疼痛、腰酸背痛等。

因此，产后要特别注意睡姿，避免长期仰卧位，应侧卧、仰卧和俯卧多种姿势交替。

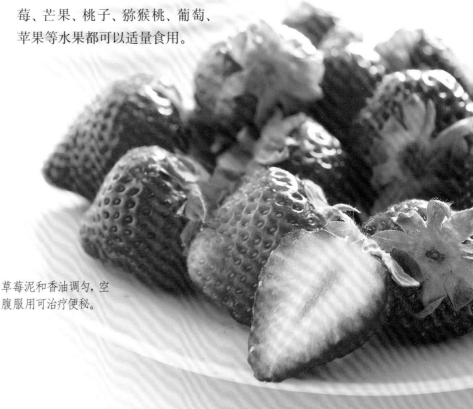

草莓泥和香油调匀，空腹服用可治疗便秘。

宜定时查看刀口及恶露

新妈妈及家属宜定时查看腹部刀口的敷料有无渗血。手术后应有恶露排出，量与月经量接近或略多，流血过多或者无恶露排出均属于不正常现象，应及时告知医生。

宜早给宝宝喂初乳

一般来说，当宝宝脐带处理好后，新妈妈就可以尝试给宝宝哺乳了。第1天有少量黏稠、略带黄色的乳汁，这就是初乳。初乳含有大量的抗体，从而保护宝宝免受细菌的侵害，减少新生儿疾病的发生。其次，哺乳的行为可刺激大脑，大脑发出信号增加乳汁的分泌。因此，在产后第1天尽早地给宝宝哺乳，可形成神经反射，增加乳汁的分泌。

宜术后进食少渣食物

术后1周内，新妈妈最好进食少渣饮食，如牛奶、藕粉、蛋汤、米汤、稀粥等半流质食物，以防形成硬便难以排出，影响会阴伤口愈合。便秘时，适量吃些酸奶有利于通便。

宜保证充足的睡眠

新妈妈因为夜里要起身哺乳好几次，晚上睡不好觉，睡眠不足当然会使奶水量减少。哺乳妈妈要注意抓紧时间休息，白天可以让新爸爸或者家人帮忙照看一下宝宝，自己抓紧时间睡个午觉。新妈妈还要学会如何在晚间哺乳的同时不影响自己的睡眠。每天争取能有10小时的睡眠，睡时要采取侧卧位，利于子宫复原。

宜睡前做放松活动

产后的睡眠非常重要，要"质""量"并重，睡前做一些放松活动，可以大大提高睡眠质量，令新妈妈一夜安睡。新妈妈睡前半小时，可做点轻松的事情，听听音乐、做做按摩，或敷一片面膜都可以使身心放松，这不但利于睡眠，还可以使新妈妈快速恢复往日靓丽容颜。

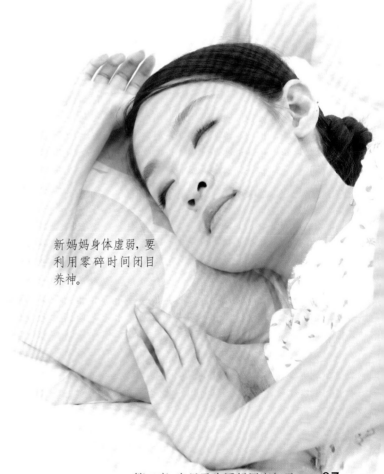

新妈妈身体虚弱，要利用零碎时间闭目养神。

宜让宝宝多吮乳

分娩后半小时新妈妈就可以让宝宝吮吸乳头，这样可尽早建立催乳和排乳反射，促进乳汁分泌，同时，还有利于子宫收缩。哺乳时间以5~10分钟为宜，可以每1~3小时哺乳一次。哺乳的时间和频率与宝宝需求以及涨奶的情况有关。

让宝宝及早或多吮吸乳房可以促进乳汁的分泌，为以后新妈妈泌乳打下基础。如果哺喂的间隔时间太长，宝宝没有吮吸，会使新妈妈的出乳量减少或者是涨奶。如果新妈妈的涨奶时间与宝宝需要的哺乳时间不协调，在调整哺乳时间的同时，新妈妈要用吸奶器将多余的乳汁吸出来，保证乳腺管的通畅，为下次泌乳做准备。

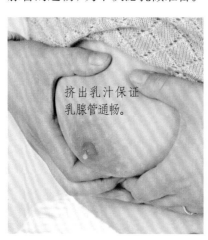
挤出乳汁保证乳腺管通畅。

宜用暖水袋缓解腹痛

分娩后，因宫缩而引起的下腹部阵发性疼痛，一般在两三天后会自然消失。此时，一个热水袋就能很好地帮助新妈妈缓解腹部的疼痛，并促进恶露早日排出。

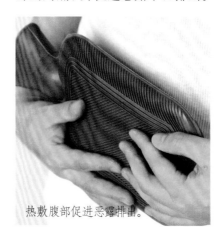
热敷腹部促进恶露排出。

宜经常检查盆腔器官

新妈妈应经常检查会阴及产道的裂伤愈合情况，骨盆底肌、组织紧张力恢复情况，以及阴道壁有无膨出。检查阴道分泌物的量和颜色，如果是血性分泌物且量多，则表明子宫复位不良或子宫内膜有炎症。检查子宫颈有无糜烂，如果有，可于产后第三四个月再复查及治疗。检查子宫大小是否正常和有无脱垂，如子宫位置靠后，则应采取侧卧睡眠，并且要每天以膝卧位来纠正。检查子宫的附件及周围组织有无炎症及包块。行剖宫产术的新妈妈应注意检查腹部伤口愈合情况，以及子宫与腹部伤口有无粘连。

宜重视血性恶露不尽

在正常情况下，产后1~3天出现血性恶露；产后第4~10天转为颜色较淡的浆性恶露；产后一两周排出的为白恶露，白色或淡黄色，量更少。恶露在早晨的排出量较晚上多，一般持续3周左右停止。

正常情况下的恶露有血腥味，但无臭味，总持续时间为4~6周，不过个体差异较大。新妈妈可通过对恶露的观察，以及子宫复位情况，了解子宫恢复是不是正常。

如果血性恶露持续2周以上、量多或恶露持续时间长且为脓性、有臭味，或者伴有大量出血等症状，应立即就医，以免发生危险。

恶露多的新妈妈还要注意阴道卫生，每天用温开水清洗外阴部。选用柔软消毒卫生纸，内裤和月经垫要经常换洗，减少细菌侵入机会，防止阴道感染。

宜进行内科检查

患有合并症的新妈妈，如患有肝病、心脏病、肾炎等，应到医院内科检查病情变化。怀孕期间患有妊娠高血压病的新妈妈要检查血和尿是否异常，还要检查血压是否仍在继续升高。

如有异常，应及时治疗，以防转为慢性高血压。另外，对于无奶或奶少的新妈妈，可要求医生进行饮食指导，或给予适当的药物治疗。

宜产后水肿早就医

新妈妈在产褥期内出现下肢或全身水肿，称为产后水肿。当发现自己产后水肿时，要及时到医院检查，尤其是剖宫产新妈妈，因为这很可能是静脉血栓合并肺栓塞的先兆。

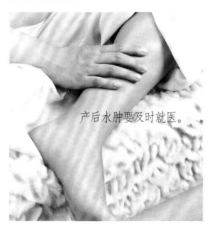

产后水肿要及时就医。

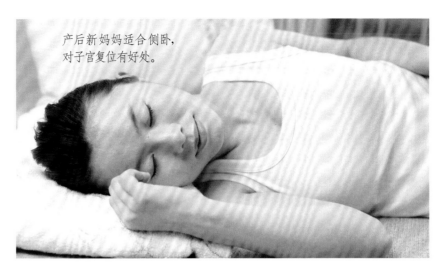

产后新妈妈适合侧卧，对子宫复位有好处。

宜检查血尿常规

血尿常规检查指血常规检查和尿常规检查，要在产后第42~45天完成。

患妊娠高血压疾病的新妈妈要注意自己恢复的情况，并做尿常规检查，直接、迅速地反映泌尿系统的情况。再则，妊娠合并贫血或产后出血的新妈妈要检查血常规，如有贫血应及时治疗。患有心脏病、肝炎、泌尿系统感染或其他合并症的新妈妈则应到内科或产科进一步检查和治疗。尤其对于妊娠时有妊娠高血压综合征、小便中有蛋白等情况的新妈妈，这两种检查就更不能忽视了。

提醒新妈妈，做这两种检查前是可以进食的，但不宜过饱，少量饮水。

宜产后初期采取右侧卧位

产后最初几天，新妈妈宜采取右侧卧位，促使伤口内的积血流出，不致内积而形成血肿，影响愈合；也可防止恶露中的子宫内膜碎片流入伤口，日后形成子宫内膜异位症；待四五天后伤口长得较为牢固，且恶露难以流入时，便可采取左右轮换卧位；注意会阴切口的情况，如术后一两个小时内伤口出现疼痛，且越来越严重，应马上与医生联系，及时进行处理。

宜随时防止会阴切口裂开

做了阴道侧切的新妈妈，要随时防止会阴切口裂开。发生便秘时，不可屏气用力扩张会阴部，可用开塞露或液体石蜡润滑，尤其是拆线后头两三天，避免做下蹲、用力动作；解便时宜先收敛会阴部和臀部，然后坐在马桶上，可有效地避免会阴伤口裂开。坐、立时身体重心偏向右侧，既可减轻伤口受压而引起的疼痛，也可防止表皮错开；避免摔倒或大腿过度外展而使伤口裂开。

宜做简单的家务

产后第 3 周，大部分产妇的身体已经恢复，但也不能因为身体已有一定恢复就开始进行繁重的劳动。新妈妈应避免长时间站着或集中料理家务，因为此时身体还是相对虚弱的。新妈妈可以做一些简单的家务，比如做饭、用洗衣机洗衣服、给宝宝洗澡等。

宜防脱发

女性头发更新的快慢与女性体内雌激素的水平密切相关。雌激素水平高时，头发更新速度变慢；雌激素水平低时，头发更新速度加快。产后，新妈妈雌激素水平偏低，因而容易脱发。而直接服用雌激素容易打乱体内激素的正常状态，影响其生理功能。保持乐观的情绪、平衡膳食、多梳头、适当补充维生素 B_1 可以缓解脱发症状。

宜适度用眼

在月子里，新妈妈应以休息、适当活动、增加营养、恢复体力为主。有的新妈妈，尤其是职业女性，由于平时工作繁忙，很少有空余时间，就在产前准备了大量的书籍，想利用产褥期看些小说，充分利用这难得的休息时间。但是新妈妈如果长时间盯着书本，会使眼睛过于疲劳，时间一久就会出现看书眼痛的毛病。

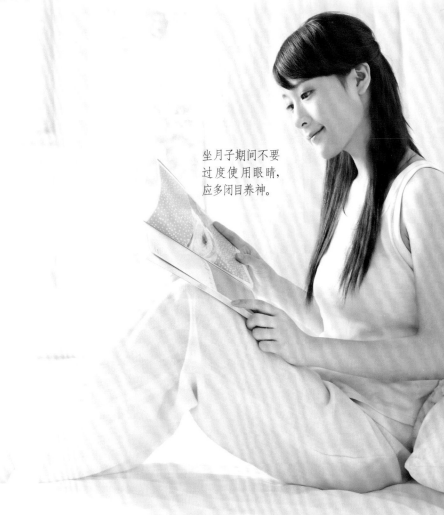

坐月子期间不要过度使用眼睛，应多闭目养神。

不宜立即戴隐形眼镜

怀孕期间，由于激素的变化，会让孕妈妈眼睛的分泌物变少，眼球变干，不适合戴隐形眼镜。产后虽然激素有所恢复，但是这个过程不可能一两天就能完成，一般需要至少3个月的时间才能恢复正常。所以专家建议产妇需要等到3个月以后才能戴隐形眼镜。

不宜产后马上熟睡

经过分娩的过程，新妈妈消耗了大量的体力和精力。因此，当宝宝出生后，新妈妈就会大松一口气，紧接着疲劳就会袭来，很想痛痛快快地睡一觉。但医生主张，产后不宜立即熟睡，应先闭目养神，半坐卧，用手掌从上腹部向脐部按揉，在脐部停留，旋转按揉片刻，再按揉小腹，时间比脐部稍长。如此反复10余次，可利于恶露下行，避免或减轻产后腹痛和产后出血，帮助子宫尽快恢复。闭目数小时后就可熟睡。

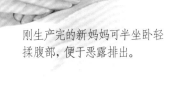
刚生产完的新妈妈可半坐卧轻揉腹部，便于恶露排出。

不宜忽视产后避孕方式

刚生完宝宝的新妈妈，身体还没完全恢复。如果这时第2个宝宝突然来临，对新妈妈来说无疑是雪上加霜。

新妈妈产后应立即采取避孕措施，不仅有利于正常哺乳宝宝，而且对避免产后妊娠给新妈妈健康造成损害都有重要的意义。由于几乎所有的口服避孕药都有人工合成的激素，服用后会通过乳汁进入宝宝体内，影响宝宝性器官的正常发育，因此建议新妈妈产后选择阴道隔膜、男用避孕套或分娩后6周之内放置宫内节育器以避孕。

不宜直接补充雌激素

产后新妈妈体内雌激素的降低，造成了脱发等很多困扰。那么新妈妈可以直接服用雌激素吗？答案是否定的。因为机体内的激素分泌有自身规律，服用雌激素容易打乱体内激素的正常状态，从而影响其功能的发挥。此外，雌激素可以随乳汁分泌，过多服用对宝宝不利。

不宜腹带过紧

产后新妈妈肚皮较为松弛，早期可以使用腹带。因为每当活动量大时，体内游离的脏器牵拉会使人感到非常难受，绑腹带可以起到保护器脏的作用。但应切记腹带不能过紧，最好购买可以调适长短的腹带，还要注意正确的捆绑方法。

1. 正确的绑法。绑腹带时新妈妈平躺在床上，两腿屈膝，稍抬高臀部，留出空隙方便腹带缠绕，松紧要以自己感到呼气不受压迫为宜。缠绕的时候将腹部往上推，将下垂的内脏归位。腹带要从耻骨处往上缠绕，一直到胸线以下。

2. 正确的时间。绑腹带的正确时间是在每天早饭后半小时，排尿之后；中午吃饭前要取下，等饭后半小时再缠上，到了就寝前再取下。

不宜整理房间时间过久

新妈妈在清理房间地板时应选用长柄的扫帚、拖把和簸箕，以腰部不会很快产生酸痛感为宜，每次清理时间不要过长，尤其是产后3个月内。

不宜长时间看电视、上网

在月子里新妈妈应注意休息，要适当控制看电视和上网的时间，否则眼睛会感觉疲劳。一次观看电视或上网的时间不要超过1小时，观看过程中，可以闭上眼睛休息一会儿，或起身活动一下。另外，电视机放置的高度要合适，最好略低于水平视线。新妈妈要与电视机或电脑保持一定距离，与电视机的距离应是电视机屏幕对角线的5倍，这样可以减轻眼睛的疲劳。

有的新妈妈在月子中眼角干涩，可以适当吃些去火的水果、绿色蔬菜，补充维生素A；还可以吃些动物肝脏，有养肝明目的效果。另外，要注意用眼卫生，不要用手揉眼睛，保证充分的休息。

不宜织毛衣

新妈妈在产褥期需要充分休息，长时间织毛衣不但会使眼睛疲劳，而且由于必须长时间采取坐位，会影响颈项、腰背部和肩部肌肉的恢复，引起腰背疼痛。所以，新妈妈在产褥期不宜织毛衣。

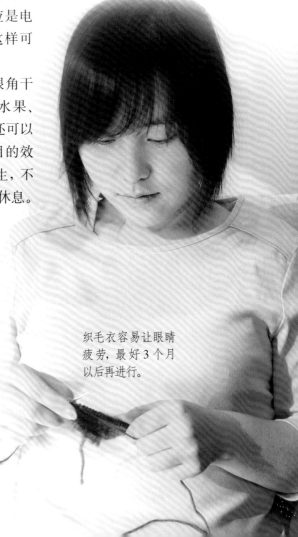

织毛衣容易让眼睛疲劳，最好3个月以后再进行。

不宜过早穿塑形内衣

有的新妈妈为了产后有一个好身材，不惜在月子期间早早地穿上了塑形内衣，这么做是不科学的。塑形内衣束缚不仅影响胃肠的蠕动，导致便秘，还会使腹腔脏器供氧不足，损害本身虚弱的脏器。要注意的是，塑身内衣不能穿得太早，过紧的塑身内衣使新妈妈阴部处于密闭的环境，影响散热和排汗，更不利于产伤的恢复。

新妈妈要穿塑身内衣的话，要在出了月子后穿，可选用前开式的内衣和塑身束裤。前开式的内衣好像运动内衣一般，可以体贴地包裹胸部又没有过分紧张的束缚感，前开式的设计也可方便授乳。塑身束裤则帮助子宫及伤口复原，对恢复身材很有帮助。

不宜长时间仰卧

新妈妈经过妊娠和分娩后，维持子宫正常位置的韧带变得松弛，子宫的位置可随体位的变化而变化，如果产后常仰卧，可使子宫后位，从而导致新妈妈腰膝酸痛、腰骶部坠胀等不适。因此，为使子宫保持正常位置，新妈妈最好不要长时间仰卧。

早晚可采取俯卧位，注意不要挤压乳房，每次时间20~30分钟，平时可采取侧卧位，这种姿势不但可以防止子宫后倾，还有利于恶露的排出。分娩后几天起，早晚各做一次胸膝卧位，胸部与床紧贴，尽量抬高臀部，膝关节成90°。

忌吃减肥药

不要服用减肥药、减肥茶。减肥药主要是通过人体少吸收营养，又增加排泄量，从而达到减肥的目的。因此，新妈妈要保证母乳的质量，哺乳期内应忌吃减肥药。

忌月子里碰冷水

新妈妈全身的骨骼松弛，如果冷风、冷水侵袭到骨头，很可能落下"月子病"。

月子里不能碰冷水，即使在夏天，洗东西仍然要打开热水器用温水。另外，开冰箱这样的事情，也请家人代劳吧。

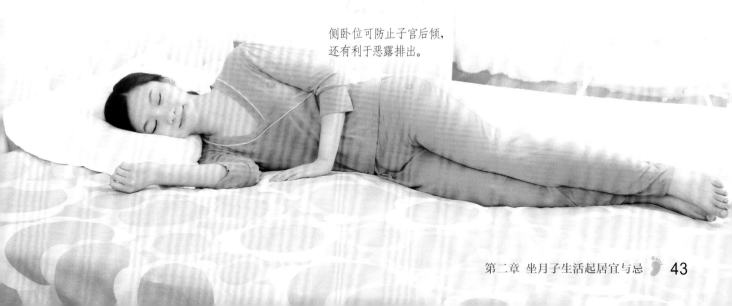

侧卧位可防止子宫后倾，还有利于恶露排出。

忌忽视产后失眠

过度担心宝宝或其他原因使有些新妈妈常常失眠。长时间睡眠不足，不仅对新妈妈的健康造成危害，还会影响宝宝。因为严重的失眠会影响新妈妈泌乳，失眠带来的负面情绪也会影响到宝宝，尤其是患有高血压的新妈妈。

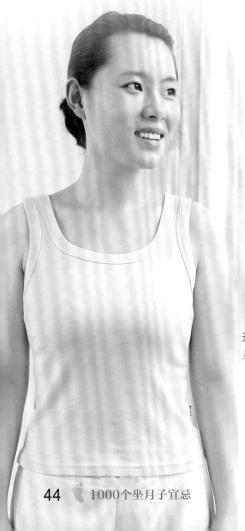

适当下床走动，更利于身体恢复。

忌产后疲劳

分娩带来的疲劳、喂养宝宝的压力都容易使新妈妈产后疲劳，疲劳又造成新妈妈食欲缺乏、因此无法更好地照顾宝宝而异常焦虑，导致恶性循环。因而新妈妈应充分重视产后恢复，利用任何可能的时间休息一下；避免从事重体力劳动，放松心情；食补是减轻疲劳的好方法，也可以适当吃些营养药增强体力。

忌产后多吃少动

传统的月子观认为月子要静养，尽量少下床少动，还要进补大量营养，这很容易造成脂肪堆积，并且不运动也不利于新妈妈的恢复。新妈妈应相信科学，及早进行产后锻炼并适当控制营养的摄入量，这样不仅有助于伤口和身体的恢复，也有利于保持优美的体形。

忌忽视会阴剧烈疼痛

产后会阴疼痛很正常，然而剧烈疼痛可能是伤口肿胀或感染所致。倘若会阴伤口的缝线因局部组织肿胀而嵌入皮下，可用95%的酒精纱布湿敷或用50%的硫酸镁热敷，可缓解疼痛并有利于消肿。若是感染宜及时用抗生素控制，或用局部红外线照射消炎退肿。若严重到局部化脓，则应及时拆线引流脓液。

忌煲电话粥

产后一些亲朋好友或来探望，或打电话问候，新妈妈不如把接待事宜交给家人或新爸爸来做。因为新妈妈产后身体虚弱，多说话会伤津耗气，影响产后恢复。如果新妈妈长时间和闺蜜、同事煲电话粥，还会导致头痛头胀，拿电话的手也会出现酸痛症状。

忌挤压乳房

乳房受外力挤压，乳房内部软组织易受到挫伤，使内部引起增生等，且外部形状易改变，使上耸的双乳下塌、下垂等。

新妈妈睡觉时最好仰卧和侧卧交替着躺，不要长期向一个方向侧卧，这样不但易挤压乳房，也容易引起两侧乳房发育不平衡。

忌边哺乳边看电视

最好不要把电视机放在新妈妈的卧室内，尤其不要边哺乳边看电视。因为这样会减少新妈妈和宝宝感情交流的机会，宝宝听到的是电视里发出的喧闹声，听不到新妈妈轻柔的话语，看不到新妈妈温馨的微笑，这对宝宝大脑的发育很不利。而且在观看电视时，新妈妈往往被电视情节所吸引，会影响乳汁的分泌。

忌过多吃甜食

新妈妈应适当控制甜食的摄入，过多的甜食会影响食欲，糖分过剩还会在体内转化成脂肪，使人发胖。因而无论从健康还是身材方面考虑都应少吃甜食。

忌起床动作太猛

新妈妈在分娩时可能用力伤气和失血过多，使血液不能送达脑部而感到头晕目眩。所以此时一切动作宜缓慢，不可太猛，尤其起床时，应先用胳膊慢慢支撑起上肢，然后在床边坐一会儿，再站起来，以免猛然下床而摔倒或晕厥。

忌产后束腰

产褥期束腰，不仅无法恢复腹壁的紧张状态，反而会因腹压增加、产后盆底支持组织和韧带对生殖器官的支撑力下降，导致子宫下垂、子宫严重后倾后屈、阴道前后壁膨出等。因生殖器官正常位置的改变，使盆腔血液运行不畅，抵抗力下降，容易引起盆腔炎、附件炎、盆腔瘀血综合征等各种妇科疾患，严重影响产妇健康。

忌抽烟

吸烟不仅对常人不利，对新妈妈更不好。新妈妈吸烟会使乳汁分泌减少。对宝宝来说，烟草中的尼古丁、一氧化碳、二氧化碳、焦油、吡啶等会随乳汁进入宝宝体内，影响宝宝的生长发育。被动吸烟容易使宝宝呼吸道黏膜受伤，引起呼吸道感染，抵抗力下降。

忌喝酒

新妈妈饮酒后，酒精会通过乳汁进入宝宝体内，影响宝宝的生长发育，特别是新妈妈大量饮酒后哺乳，可引起宝宝酒精中毒，出现嗜睡、反应迟钝、出汗、呼吸加深等现象，宝宝肝脏解毒的功能尚不健全，受损害的程度更大。

另外，啤酒中的大麦芽成分还有回乳的作用，会使新妈妈的乳汁分泌减少。

啤酒中的大麦芽有回乳作用，酒精还会通过乳汁进入宝宝体内，新妈妈应忌食。

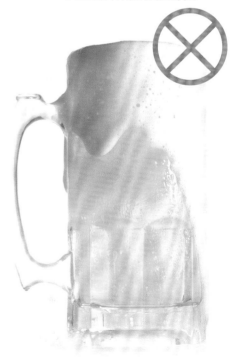

忌亲戚朋友过早探望

由于刚分娩后的产妇需要静养以恢复体力，尤其是在产后的最初三天，亲友最好不要在此时来探望。若来探望，时间也不宜超过半小时。不要亲戚朋友同时来，环境嘈杂又容易带来更多的细菌，对抵抗力弱的新妈妈和宝宝不利。要求客人进门就脱去外套，抱宝宝之前一定要洗手，不要随便亲或抱宝宝，以免惊吓宝宝。有慢性病或感冒的亲友最好等病好后再来探视产妇及宝宝，以免引起交叉感染。

忌乳房胀痛时用热敷

乳房胀痛是下奶的迹象，如果给宝宝哺乳后还是肿胀，新妈妈可以试试冷敷法或使用冰袋冰敷，一定不要用热敷法，这可能只会帮倒忙，容易回奶。但新妈妈可以试试站着洗个热水浴，可以帮助乳房"排空"。

新妈妈还可以适当地调整饮食习惯，在日常饮食中加入全麦食品，多吃豆类、蔬菜。新妈妈也可以在乳房胀痛的时候轻轻地按摩，或用吸奶器将多余的乳汁吸出，保持乳腺管的畅通，也可有效减轻乳房胀痛。

忌忽视产后腹痛

分娩后，新妈妈出现下腹部的阵发性疼痛，称为产后腹痛，也称为"宫缩痛"，这是正常现象，一般发生于产后一两天内，三四天后自然消失。另外，子宫被过度膨胀，如羊水过多、多胞胎等也会加重产后痛。产后大约1周这种疼痛会自然消失。如果腹痛时间过长，就要考虑腹膜炎的可能。

下腹部呈阵发性疼痛，恶露增加，头晕耳鸣，大便干燥或是恶露量少、色暗紫成块状，胸胁胀痛，面色青白，遇热疼痛稍稍减退，都是不正常的现象，要引起注意。

忌过早进行性生活

胎儿和胎盘娩出后，子宫腔的创面完全恢复需6~8周。如果在创面尚未修复、恶露淋漓时就进行性交，细菌有可能随之入侵，从而导致生殖器官炎症，如子宫内膜炎、附件炎甚至败血症等，如不及时治疗，还将危及产妇生命。产后由于卵巢激素的作用不充分，阴道黏膜薄、弹性差而充血，粗暴的性行为，易导致阴道黏膜受损伤。

忌一出月子就久站

有些新妈妈以为，只要出了月子就表明身体恢复得差不多了。于是，一出了月子就不在意久站、久蹲或剧烈运动了。其实，盆腔里的生殖器官在这时并没完全复位，功能也没有完全恢复。如果久站、久蹲或是剧烈运动会造成子宫沿阴道方向往下挪动，造成产后子宫脱垂，影响其复位。所以即使是出了月子的新妈妈活动也应适量，躺在床上休息时可以多换卧床的姿势，尽量不要久站。

忌一出月子就久蹲

刚出月子的时候不仅不能久站，久蹲也不可以。实际上，分娩后盆底肌肉的恢复大约需要3个月的时间。而刚出月子的新妈妈也就恢复了1个月的时间，盆腔里的生殖器并没有完全复位，久蹲影响其正常复位。起码在这3个月内，产后新妈妈做事情时最好选择坐位或站位，应尽量避免久蹲，以防子宫脱垂。

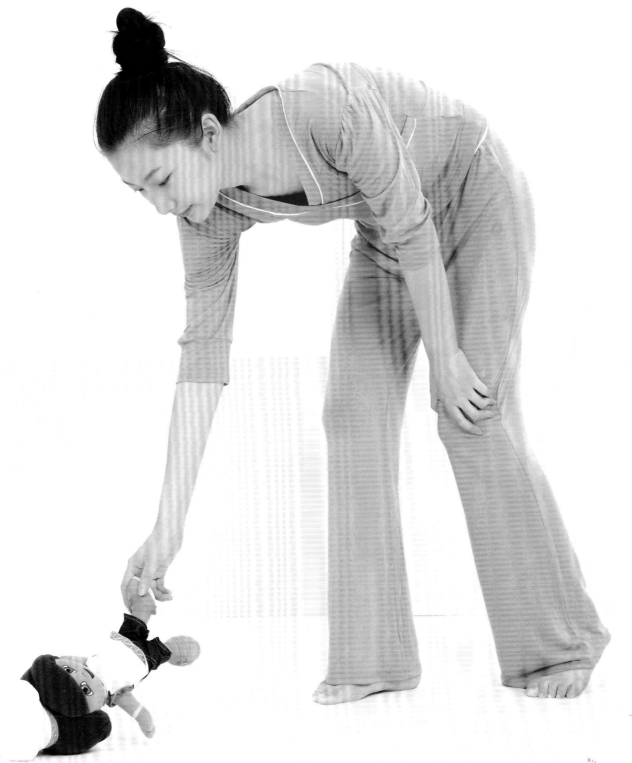

心理调节

产后新妈妈的生活发生了巨大的变化，很多新妈妈一时难以接受，从而产生了抑郁情绪，进而影响到泌乳和自身的恢复，因此新妈妈一定要学会自我调整，时刻保持乐观的情绪。

宜保持乐观的心情

生产完之后，可能是身体不舒服，也可能因为奶水不足，或者宝宝经常哭闹而导致手忙脚乱，新妈妈可能会对自己缺乏自信，可能会情绪不佳。对于这种状况，需要家人和新爸爸的细致关怀和照顾。另外，也需要自己积极地找到原因，对症解决，保持乐观积极的心情。

宜学会自我调整

新妈妈要学会自我调整、自我克制，试着从可爱的宝宝身上寻找快乐。这一时期要尽可能地多休息，多吃水果和粗纤维蔬菜，不要吃太多巧克力和甜食，少吃多餐，身体健康可使情绪稳定。尽可能地多活动，如散步、做较轻松的家务等，但避免进行重体力运动。不要过度担忧，应学会放松。不要强迫自己做不想做或可能使你心烦的事。把你的感受和想法告诉新爸爸，让他与你共同承担并分享。这样你会渐渐恢复信心，增强体力，愉快地面对生活。

宜和新爸爸多交流

新妈妈的家人应了解新妈妈产褥期特殊的生理变化，体谅新妈妈，帮助调节新妈妈的情绪，对新妈妈给予照顾和关怀。特别是新爸爸，应该拿出更多的时间来陪伴新妈妈，经常进行思想交流，设法转移新妈妈的注意力，帮助新妈妈料理家务或照顾宝宝。很多夫妻因为有了孩子以后生活变得忙乱，从而忽略了情感交流，时间长了两个人之间就会变得陌生，没有共同语言，进而导致感情出现裂痕。其实，新爸爸一句温暖、体贴的话语有时候比什么都重要。

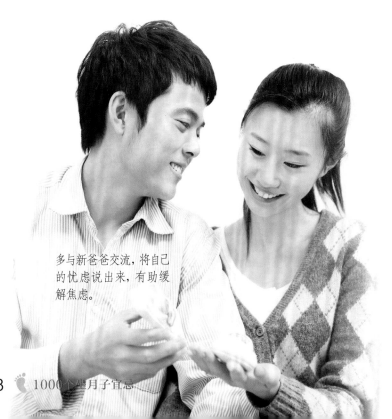

多与新爸爸交流，将自己的忧虑说出来，有助缓解焦虑。

宜及时释放不良情绪

俗话说"气伤肝，怒伤肾，悲伤心"，俗话又说"笑一笑十年少"，可见排遣不良情绪是很重要的。

情绪沮丧时，新妈妈可借助一些方式排遣。如和新爸爸一起出去吃晚餐或看电影；和好朋友相约一起吃饭、聊天；联系很久不见的朋友，讲讲最近的新鲜事；找机会为他人做些好事也会使自己更快乐。

将自己的心胸放宽，不要勉强自己做不愿做的事；心情不好时要学会自我调节，尽量想一些高兴的事情；不要对自己要求过高，宜降低期望值；把自己的担心说出来，让别人帮助化解；与其他新妈妈在一起，聊聊带孩子的感受。

洗个舒服的热水澡，然后装扮一下自己，让自己美丽一些；去做形体锻炼，及早复原美妙身材；经常放松自己，如睡上一小会儿或转移一下注意力，读书、听音乐、看影碟或精美杂志。将不良情绪及时释放出去才会更健康、更幸福。

宜家人多理解

分娩后的新妈妈常常会焦虑、烦躁，甚至对家人也可能有过分的语言或行为，严重者可变成产后抑郁症。这种状态大约有半数以上的新妈妈都可能出现。为此，新爸爸和家人可能认为新妈妈娇气、事儿多而生气、不理解，从而产生家庭矛盾。

其实这种反常行为是身体激素变化的结果，并不是娇气所造成的。家人也应该多多体谅，毕竟此阶段的新妈妈比较劳累，如产后的不适、哺乳宝宝，加之神经比较敏感等。因此家人对新妈妈应该多些理解，避免不必要的精神刺激，体贴地照顾新妈妈，以维护新妈妈良好的情绪，保持欢乐的家庭气氛，这也是为宝宝创造一个良好家庭环境的重要条件。

宜谨防产后抑郁

产后情绪不稳定、抑郁、伤心、焦虑、易怒，这都是产后抑郁的常见表现，一般在产后几周内发生，持续1周或更长时间。产后抑郁与孕激素水平的变化有关。对于大部分新妈妈来说，这些症状经过一段时间将会自然消失。家人一旦发现新妈妈有紧张、疑虑、内疚、恐惧的现象，就要留意，给予开导劝说，并根据新妈妈的兴趣爱好为其准备些有助于缓解不良情绪的活动，如听欢快的音乐等。如果新妈妈情况比较严重，则要寻求医生帮助，及时治疗。

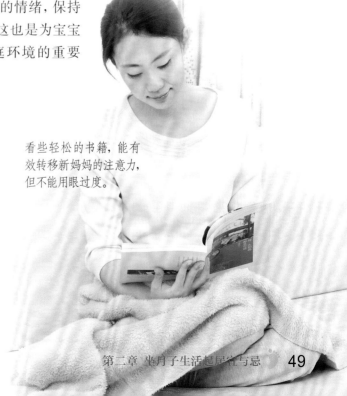

看些轻松的书籍，能有效转移新妈妈的注意力，但不能用眼过度。

宜体谅非哺乳妈妈

产后不能给宝宝进行母乳喂养的新妈妈，心里也不要有负担，人工喂养的宝宝也一样会健康强壮。家人一定要多体谅，多宽慰新妈妈，尽量不要让新妈妈有负疚感。人工喂养时多让新妈妈参与，不能一味地代替新妈妈，应该让新妈妈与宝宝尽快建立亲密的母子关系，让宝宝熟悉新妈妈的味道。

宜放松心情助排便

很多产后新妈妈害怕排便，担心产伤会裂开，这样反而加重了排便时的紧张感，不利排便。所以新妈妈排便前宜放松心情，去除心理障碍。

新妈妈还可多吃富含膳食纤维的食品，如芹菜、苹果、香蕉等；适当加些香油在菜品中，有利于大便松软。新妈妈还要不断补充水分，可在水中加入蜂蜜润滑肠道，在补充因分娩所流失的水分的同时也有利于大便松软。另外，分娩后第2天新妈妈即可下床走动，身体活动量加大，胃肠蠕动也会加快，便秘感就没有那么强烈，排便的时候也就没有那么担心了。

宜树立信心促泌乳

有的新妈妈乳汁分泌不是很充足，此时千万不要有心理压力，可用科学的方法促进乳汁分泌。新妈妈要树立信心，相信自己能够分泌足够的乳汁哺育宝宝。没有了心理压力乳汁分泌会更充足。心理紧张会影响脑垂体前叶，使激素生成紊乱，影响生乳素、促肾上腺皮质素、生长素等的分泌。而正是这些激素作用于已发育的乳腺，从而引起乳汁分泌，如果不正常的话就会影响乳汁分泌。再则，让宝宝多吮吸，宝宝轻柔的牵、拉、扯、拽会使乳房中的脉络畅通，乳汁排出更顺畅，有利于宝宝填饱自己的小肚皮。

所以，泌乳是跟人体机能相协调的，新妈妈紧张反而会加重乳汁分泌不足。保持一份愉快的心情吧，让自己和宝宝都健康！

宜听音乐稳定情绪

音乐作为一种艺术，反映的是人类的思想。好的音乐会净化人的灵魂，使情感得到升华；好的音乐也会稳定人的情绪，驱散心中的不快，忘记身体的疲劳。其在医学和心理学治疗领域取得的惊人效果，让人们相信音乐有祛病健身的效果。

新妈妈在感到情绪焦躁不安的时候，不妨听一首或是抒情，或是平静，或是欢快的音乐，将自己放松，采取一种自己感觉最舒服的姿势，静静地聆听，忘掉烦恼和不快，让自己的情感充分融入音乐的美妙意境中去。

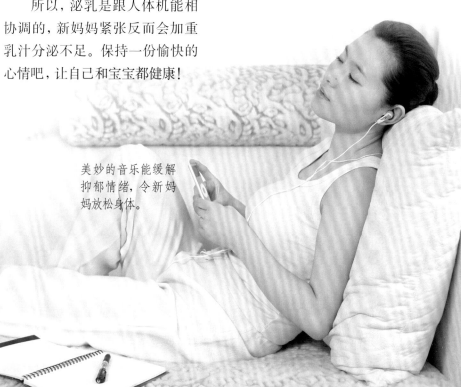

美妙的音乐能缓解抑郁情绪，令新妈妈放松身体。

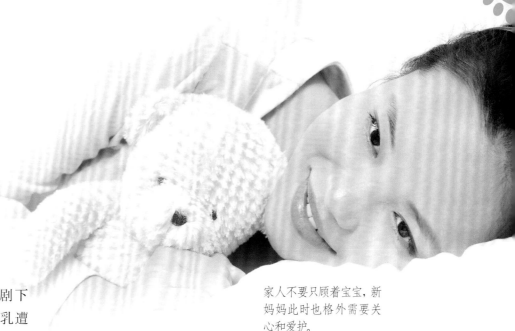

家人不要只顾着宝宝，新妈妈此时也格外需要关心和爱护。

不宜哭泣

产后新妈妈因激素急剧下降、伤口还未复原、哺喂母乳遭遇挫折、身材改变，不知如何照顾宝宝等因素，容易感到抑郁而哭泣。中医认为肝开窍于目，为精血所养，产后气血耗损再哭泣会更伤精血，容易对眼睛造成伤害，而且哭泣代表心情不好，即怒伤肝，还会影响体内肝血，因此希望新妈妈要尽量控制情绪不要哭泣，好好地休养。

不宜埋怨新妈妈

不要在孩子的问题上埋怨新妈妈，因为每个新妈妈都想努力做个称职的妈妈，即使出现什么差错，那也是因疏忽或经验不足造成的，所以这时应给予新妈妈安慰，而不是埋怨。

忌情绪波动

处于哺乳期的妈妈可能会发现，如果自己的心情抑郁，宝宝一吃完奶也会变得很烦躁，经常莫名其妙地啼哭。新妈妈的乳汁泌出也不如之前顺畅，颜色也似乎不大对劲了。这一连串的变化搞得新妈妈手忙脚乱，不明所以。这种情况的产生，就是因为产后初期新妈妈的情绪波动太大，自身的气血受到影响，使得乳汁的质量也发生了变化。因此，新妈妈要尽量避免情绪波动，以免影响宝宝的健康。

忌各种精神刺激

产后要充分休息，保证睡眠，过度困乏将直接影响新妈妈的情绪。尽量减少不必要的打扰，特别是亲朋好友的探视。

新妈妈完全可以等自己不那么手忙脚乱、心情稍微舒畅的时候再会见客人。同时，新妈妈的精神状态很不稳定，要避免各种精神刺激，尤其是敏感问题，如宝宝性别、自身体形恢复及经济负担加重等，不要过度思虑，尽量放松心情。

产后锻炼

产后适当的锻炼有利于促进血液循环，加速恶露排出，也有利于各器官功能的恢复，还为新妈妈体形恢复奠定基础。因此，新妈妈月子期间锻炼不可少。

宜适当锻炼

新妈妈可以适当做一些产后体操、提肛运动等，以便恢复体质和体形。但剖宫产的新妈妈最好咨询医生后再进行产后体操的锻炼。另外，身体虽然得到一定程度的恢复，但不要忽视后续的保养，不要过多走动，更不要做繁重的家务。

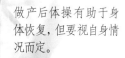

做产后体操有助于身体恢复，但要视自身情况而定。

宜先做些床上活动

新妈妈不能下床时，也可以在床上做一些简单的动作，以锻炼四肢。

肢体活动：在床上做抬头、伸臂、抬腿等动作，小幅度地活动四肢，放松关节。新妈妈可每天做四五次，每次五六下。

肛门收缩：在任意时间，新妈妈都可以做收缩肛门及憋尿的动作，以促进盆底肌肉张力的恢复。每天 30~50 次。

胸膝卧位：为了预防后位子宫的形成，顺产妈妈 24 小时后于晨起或晚上睡觉前，各俯卧 15 分钟；从产后第 10 天起，早晚各做一次胸膝卧位。做的时候以胸部贴床，抬高臀部。

宜循序渐进做运动

产后进行适当运动可以促进血液循环，增加热量消耗，防止早衰，恢复生育前原有的女性美。但要注意时间不可过长，运动量不可过大。根据个人的体质情况逐渐延长时间，适当加大运动量，逐步由室内走向户外。运动形式可选择散步、快步走、保健操等。动作幅度不要太大，用力不要过猛，要循序渐进，量力而行。

采用剖宫产的新妈妈，应在拆线后开始运动。阴道或会阴有伤口的新妈妈，在伤口恢复以前避免进行影响盆底组织恢复的运动，应从轻微的活动开始，逐步进行运动。

宜早下床活动

不少人认为新妈妈体质虚弱，应长期静卧。这种做法弊多利少，容易使本来就处于血液高凝状态下的新妈妈发生下肢静脉血栓。同时，产后盆腔底部的肌肉组织缺乏锻炼，容易引起子宫脱垂、直肠或膀胱脱出。产后及早下床活动，不仅有利于下肢血液循环的加快和恶露增快排出，也能使腹部肌肉得到锻炼，早日恢复原来的收缩力。所以一般产后第 3 天便可下床行走。

宜按摩助排恶露

一般来说，自然分娩后第 2 天、剖宫产 1 周后就可以进行腹部的按摩了。

平躺于床上，用拇指在肚脐下约 10 厘米处（这就是子宫的位置）轻轻地做环形按摩。每天按摩 2 次，每次 5~10 分钟。

当子宫变软时，用手掌稍施力于子宫位置，做环形按摩，如果子宫硬起，则表示收缩良好。

当子宫收缩疼痛厉害时，暂时停止按摩，可采取俯卧姿势以减轻疼痛。

宜校正乳头扁平凹陷

扁平乳头可通过宝宝吸吮来矫正，也可做乳头拉伸练习，用拇指及食指捏住乳头两侧向外做牵拉。

凹陷乳头可通过做乳头十字操来纠正，用两手拇指平放在乳头两侧，慢慢地由乳头两侧向外牵拉，随后拇指平放在乳头上下侧，上下纵行牵拉，牵拉乳晕及皮下组织，目的是拉断使乳头凹陷的纤维组织，使乳头向外突出。

宜锻炼重塑健美身材

新妈妈要想恢复原来的体形，应在分娩后进行必要的身体锻炼，不能用少进食或不哺乳宝宝的方法来使自己变瘦。进行锻炼可以使新妈妈尽早恢复全身肌肉的力量，减少脂肪，增加肌肉，提高腹肌及会阴部肌肉的张力，将全身的肌肉练得结实一些，消除多余脂肪，这对恢复新妈妈孕前的健美身材是十分有益的。

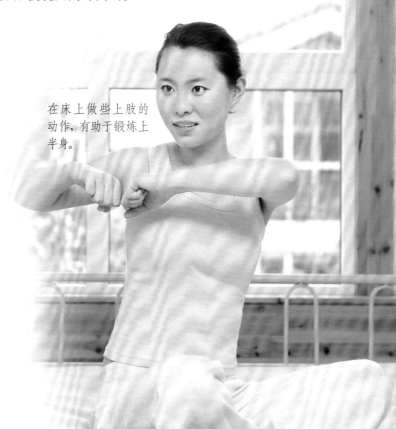

在床上做些上肢的动作，有助于锻炼上半身。

宜出去散散步

产后第 4 周，全身各部位几乎完全恢复正常，新妈妈的心情也会变得轻松些。天气晴朗的时候，可以带着宝宝走出房间，呼吸一下室外的新鲜空气。空闲的时候，也可以自己出去就近散散步，对健康大有好处，也有利于让自己尽快调整到怀孕前的生活。

宜选一双合脚的运动鞋

运动时，准备一双合脚舒服的鞋也很有必要，穿着合适的鞋能保证安全，还会让新妈妈感觉更轻盈。因为产后脚的尺寸变大了，如果感觉孕前的鞋尺码较小，要更换大号的。新妈妈最好穿形体训练鞋，由于是负跟的，穿上后会有效改善怀孕引起的骨盆前倾，提臀收腹，形成挺拔体态，使运动死角——小腹得到锻炼，还可以促进肠道蠕动，增加排便次数，是目前效果最好最健康的产后塑身方法。

宜随时进行的锻炼方式

产后不一定要专门拿出完整的时间来锻炼，生活当中随时随地都可以进行。比如在等待红绿灯时，不要只是站着，可以做提肛运动。打电话时，用脚尖站立，使腿部和臀部的肌肉绷紧。拿着较重的物品时，可以伸屈手臂，锻炼臂部的肌肉。弯腰换尿片及抱孩子时，可做深呼吸，伸直背，挺直腰杆。平时乘坐电梯时，尽量贴墙而立，将头、背、臀、脚跟贴紧墙壁伸直，这样可保持身材挺拔。

宜做俯卧撑练腹肌

新妈妈在自然分娩一两周或剖宫产三四周后可做俯卧撑和仰卧起坐，锻炼腹肌力量，减少腹部赘肉。

俯卧撑的做法：俯卧床上，双手撑起身体，收腹挺胸，双臂与床垂直；胳膊弯曲向床俯卧，但身体不能着床。每天做一两次，每次 5~10 个，以后可逐渐增量。

仰卧起坐的做法：平躺于床上，两手交叉于头枕部，慢慢起立再躺下。注意利用腰部和肘部的力量。每天一两次，每次 5~10 个，以后可逐渐增量。

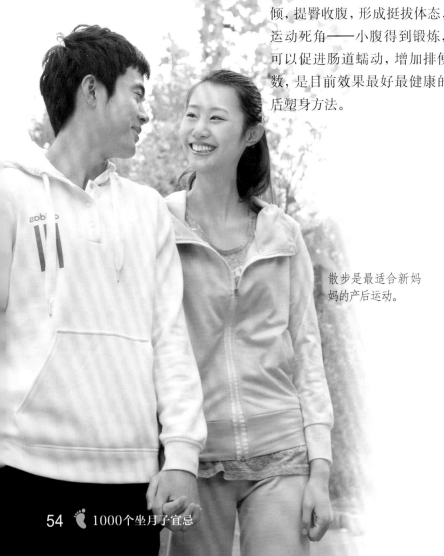

散步是最适合新妈妈的产后运动。

宜深吸气锻炼腹部

新妈妈可仰卧在床上，将手放在肩上，做深吸气，使腹部膨胀，然后轻轻呼气，同时用力收缩腹部肌肉，使腹部下陷。从产后第 2 天做到第 4 周末。此活动有利于收缩腹部肌肉，使松弛的腹部恢复弹性。

宜做凯格尔练习紧阴道

凯格尔练习是一种练习耻骨、尾骨肌收缩能力的方法。首先找到耻骨、尾骨肌。耻骨、尾骨肌在双腿之间，收缩直肠与阴道时就可感觉到这两块肌肉的存在。

步骤如下：仰卧，将一个手指轻轻插入阴道，此时尽量让身体放松；主动收缩肌肉夹紧手指，在收缩肌肉时吸气，感受肌肉对手指的包裹力量；放松肌肉时呼气。反复几次，每次肌肉持续收缩 3 秒钟，然后再放松 3 秒钟。拿出手指，继续练习放松收缩肌肉，同时集中精力感受肌肉的收缩与放松。

应注意进行凯格尔练习至少要持续 6 周。

宜注意运动保健细节

运动前排空膀胱。不要在饭后 1 小时内运动，饭前 1 小时也不宜运动。

运动时穿宽松或弹性好的衣裤，并注意空气流通。

所有运动均配合深呼吸，缓慢进行，以增加耐力。

运动后如果恶露增多，或伤口疼痛加重，一定要暂停，待恢复正常后再开始。

宜运动锻炼腰肌

新妈妈宜在每天起床后做两三分钟的腰部运动，平时多去散步或做骑车运动，都能防止和减轻腰痛。如果感到腰部不适，可按摩、热敷疼痛处或洗热水澡，促进血液循环，改善腰部不适感。从产后 2 周开始，在医生的指导下做加强腰肌和腹肌的运动，增强腰椎的稳定性。

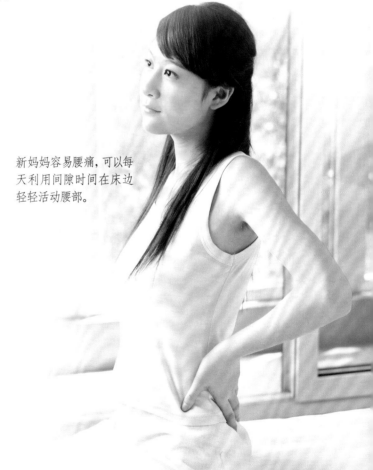

新妈妈容易腰痛，可以每天利用间隙时间在床边轻轻活动腰部。

宜进行双臂运动

双臂运动可促进血液流通，解除肩膀疲劳，缓解胳膊肿痛，能让胳膊恢复如初。

方法如下：平躺于床上，双臂自然张开，与两肩成一直线，掌心向上。双臂向上抬，在胸前正上方合拢，两手掌用力合起。注意不可屈肘。每天两三次，每次5~10分钟。

宜做颈部运动

颈部运动可锻炼颈部肌肉，避免新妈妈哺乳引起的颈部酸痛。新妈妈可在自然分娩3天后、剖宫产2周后开始锻炼颈部。

方法如下：仰卧，两手放于脑后，肩着地，只是颈部向前弯曲。复原，颈部向右转（肩着地），向远处看，然后转向另一侧。

宜交替蹬腿减赘肉

双腿运动可促进血液流通，缓解腿部疲劳，清除腿部赘肉，能让腿重新变修长。

方法1：平躺于床上，双腿、双臂自然伸直。双腿交替向上慢慢抬起，再放下，不可过于向上用力抬起。每天两三次，每次5分钟。

方法2：平躺于床上，交替举起左右腿，使腿与身体呈直角，然后再放下。重复10次左右，每天一两次。

宜运动纠正不良姿势

新妈妈因为生理上的改变而易产生不良的姿势，如身体重心前移、颈椎前凸、肩胛骨前拉、骨盆前倾、重心移至脚跟等，而产后又因抱宝宝使重心前移依旧，所以易引发产后颈背、下背、骨盆及脚跟痛。这些症状除了药物及物理治疗外，根本解决之道是利用运动来矫正不良姿势，并在日常生活中尽量避免过度弯腰，以减低产后腰酸背痛的发生。

宜运动时及时补水

新妈妈由于易出汗、身体虚弱等特殊的身体状况，在运动时一定要注意补充水分。首先，运动前新妈妈应该喝适量温开水。其次，运动20~30分钟后也要休息并补充水分，最好补充温开水，以40~50℃的温开水最合适，因为这种温度的水最易由胃部流至小肠，被新妈妈吸收。另外，需要水分的多少，取决于新妈妈的运动量及四周的环境因素，比如气候、温度及阳光的强度等。

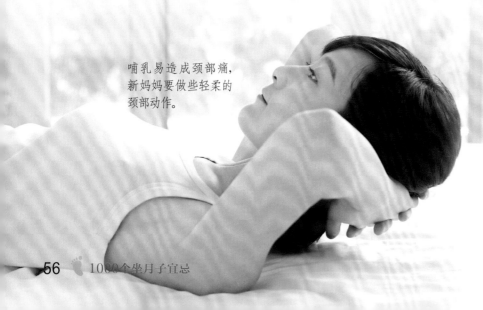

哺乳易造成颈部痛，新妈妈要做些轻柔的颈部动作。

不宜做体操运动的新妈妈

产后的体操锻炼是新妈妈恢复体形的一种很好的方式，但是，并非所有的新妈妈都适合用这种方式运动。有以下情况的新妈妈就不宜做体操锻炼：产妇体虚发热者；血压持续升高者；有较严重的心、肝、肺、肾疾病者；贫血及有其他产后并发症者；做剖宫产手术者；会阴严重撕裂者；产褥感染者。

不宜过早过度减肥

新妈妈为尽早恢复体形而过早参加大运动量的运动，甚至节食减肥，但往往适得其反。

通常健美运动主要侧重于躯干和四肢的运动，在运动的过程中，腹肌紧张，腹压增加，使盆腔内的韧带、肌肉受到来自上方的压力，加剧了松弛的状态，容易造成子宫脱垂、尿失禁和排便困难。

过度减肥还会使新妈妈出现头晕、头痛、失眠、小便失禁等疾病，精神状态越来越差，进而影响到照顾宝宝的工作。

不宜弯腰时用力过猛

新妈妈在拿取物品时，注意动作不要过猛。取或拿东西时要靠近物体，避免姿势不当拉伤腰肌。避免提过重或举过高的物体。腰部不适时举起宝宝或举其他东西，尽量利用手臂和腿的力量，腰部少用力。

新妈妈弯腰捡物品时，可一脚在前，一脚在后，两腿向下蹲，前脚全着地，小腿基本垂直于地面，后脚脚跟提起，脚尖着地；双腿微微分开保持重心稳定，用后腿支撑身体，以减少腰部用力。

忌过早做剧烈运动

有的产后新妈妈为了尽快减肥瘦身，就加大运动量，这么做是不合适的。大运动量或较剧烈的运动方式会影响尚未康复的器官恢复，尤其对于剖宫产的新妈妈，激烈的运动还会影响剖宫产刀口或侧切伤口的愈合。再则，剧烈的运动会使人体血液循环加速，使肌体疲劳，运动后反而没有舒适感，不利于新妈妈的身体恢复。

新妈妈做运动要轻柔、舒缓，忌做剧烈运动。

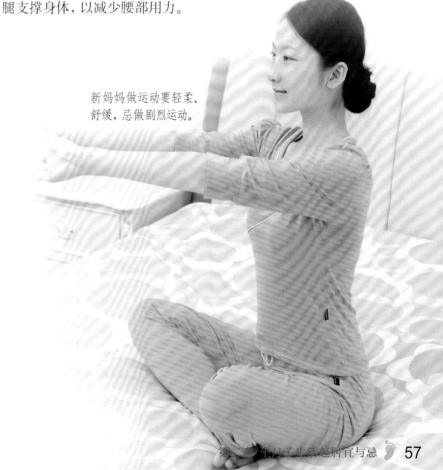

第三章
预防月子病宜与忌

　　刚送走了产后痛，月子病又接踵而至。便秘、腹痛、产后水肿、产褥热等月子病，为新妈妈本来就难熬的日子更添了几分烦恼。常见月子病有哪些？各种月子病该怎样积极预防？各种月子病有何征兆？感染月子病之后怎样进行居家治疗？本章将为你解决这些烦恼，让你的"月子"更健康。

宜低盐少脂防水肿

新妈妈产后一方面由于子宫变大，影响血液循环而引起水肿，另一方面，受到孕酮的影响，身体代谢水分的状况变差，身体也会出现水肿。那么，如何改善新妈妈产后水肿？

可以采用补肾活血的食疗方法，去除身体内多余水分。如薏仁红小豆汤，可以强健肠胃、补血，也可以达到通乳的效果。红糖生姜汤，生姜连皮用水煮，有活血的效果，也可预防感冒。同时，饮食要清淡，不可太咸，还要补充脂肪较少的瘦肉或鱼类，以免加重肾脏负担发生水肿。

宜自我减压赶走失眠

无论是入睡困难、眠浅易醒、醒后难眠，还是彻夜未眠，都属于失眠。

对于新妈妈，压力是造成失眠的首要因素。另外，因为照顾宝宝而昼夜颠倒，卧室太冷、太热、太吵或太亮，以及更换卧室，都会影响睡眠。

如果白天小睡时间过长或过晚，降低了夜晚想睡的需求，则应避免过长的午睡或傍晚的小睡。睡前可以洗个温水澡。

晚上应按摩或用轻柔的体操来帮助放松。另外要保持卧室舒适、清洁，空气清新。

宜做憋尿练习预防尿失禁

一些新妈妈产后可能会出现尿失禁，每次咳嗽、大笑的时候，都会有尿液漏出来；或者每天排尿8次以上，但总感觉排尿不净。预防上述情况的发生，可在产后做憋尿练习：先解一点点小便，然后憋住，如此反复地练习解尿、憋尿，即可学习控制骨盆底肌肉的收缩，还可使骨盆底肌肉加强，增加阴道力量，预防、减少尿失禁的发生。此训练要在轻松、自然且没有压力的环境下练习。全身放松，且两腿稍微张开，是最佳的练习姿势。每次解尿憋尿动作之后，最好休息10秒钟再重复练习。

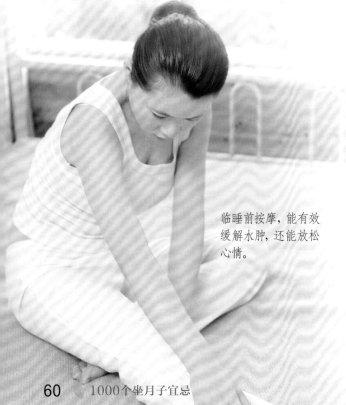

临睡前按摩，能有效缓解水肿，还能放松心情。

宜服维生素防脱发

新妈妈原本光泽、有韧性的头发会在产后暂时停止生长，并出现明显的脱发症状，这是受到体内激素的影响。这种症状最长在 1 年之内便可自愈，新妈妈不必过分担心。如果脱发情形严重，新妈妈可服用维生素 B_1、谷维素等，但一定要在医生指导下服用。

宜勤清恶露防感染

恶露持续的时间因人而异，平均约为 21 天，短者可为 14 天，长者可达 6 周。所以新妈妈们一定要重视恶露的处置，如不注意卫生，会使阴道、子宫感染炎症，引起切口感染裂开或愈合不良，危害子宫。

处置恶露前应先洗手；清洁阴道时要用消毒纸或药棉；由阴道向肛门方向擦拭消毒，同一张纸或药棉不可重复使用。药棉可用医用消毒药棉。

如果阴道或会阴有伤口，擦拭时应避开伤口处。要勤换卫生巾和内衣内裤，保持会阴的清洁。

宜促进子宫收缩预防产后出血

产后少量出血比较正常，但经常大量出血就要引起重视了。产后出血的原因有子宫收缩乏力、胎盘滞留、凝血功能障碍、软产道裂伤等，其中最常见的原因是子宫收缩乏力，多见于产程过长、胎儿过大、分娩时思想紧张、过度疲劳等。对有可能出现子宫收缩乏力的，在胎儿娩出后宜立即注射缩宫素，促进子宫收缩。

宜按摩，助睡眠

以下几招简单的按摩可以帮助有失眠烦恼的新妈妈轻松入睡。

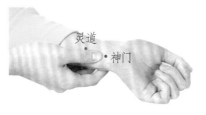

1. 用拇指推压灵道穴至神门穴约半分钟。

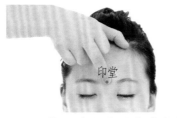

2. 按压太阳穴及印堂穴各约半分钟。

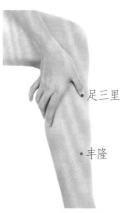

3. 用手掌侧边搓压足三里至丰隆穴，发热即止。

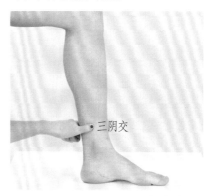

4. 按压三阴交穴约半分钟。

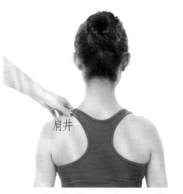

5. 捏肩井 10 次。睡前按摩半分钟太阳穴，有助入睡。

宜做提肛操预防便秘

运动是预防产后便秘的最佳途径。健康、顺产的新妈妈，产后第2天即可开始下床活动，逐日增加起床时间和活动范围。新妈妈也可以做产后提肛操，将肛门向上提，然后放松，早晚各1次，每次10~30回。

宜注意感冒后的家庭护理

由于新妈妈气血两虚，抵抗力下降，加上出汗较多，全身毛孔经常张开着，又长时间待在室内，很容易患上感冒。新妈妈感冒后，必须补充水分，可以多喝白开水、姜糖水、冰糖梨水及各种新鲜果汁等；饮食要清淡、易消化，不吃辛辣刺激、油腻的食物；必要时，可在医生的指导下用药。

发热的新妈妈应卧床休息，可以进行物理降温；如果出现高热不退、咳嗽加重、呼吸困难等症状，应尽早去医院治疗。

宜补粗纤维和水分，通畅大便

分娩后新妈妈往往会出现便秘，加上害怕伤口疼痛而惧怕排便更加剧了便秘。新妈妈应去除心理障碍，一般会阴伤口不会因排便而裂开；多吃富含膳食纤维的天然食品，如蔬菜和水果；不断补充水分，在补充因分娩所流失水分的同时也有利于大便松软；适量运动。

顺产的新妈妈分娩后第2天即可下床走动。身体活动量加大，胃肠蠕动也就加快，能有效缓解便秘。

宜艾灸或遵医嘱，缓解小便困难

新妈妈出现排小便困难时，可尝试在小腹部放热水袋或用艾条温灸，以刺激和诱发膀胱收缩，或坐起来解便。便盆内可放热水，坐在上面熏或用温开水缓缓冲洗尿道口周围，以解除尿道括约肌痉挛，刺激和诱导膀胱收缩。肌肉注射新斯的明也有助于排小便。要是通过以上这些办法仍解不出小便，则需在严格消毒下插导尿管导尿。通常需保留导尿管一两天，待膀胱功能恢复后再拔除导尿管。

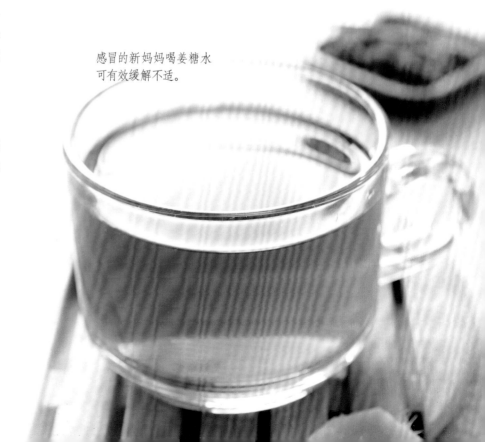

感冒的新妈妈喝姜糖水可有效缓解不适。

宜适度活动缓解疲惫

新妈妈在生产时会耗费很多体力，加上半夜要哺乳，睡眠不断受干扰，使得精神一直处于疲惫状态。在中医学理论上亦有五劳之说，就是久视伤血、久卧伤气、久坐伤肉、久立伤骨、久行伤筋。但是通过适度的活动，反而有助恢复体力。要改善疲劳现象，首先必须保持正常的作息，每天睡足8小时，除了卧床休息之外，也要多下床活动。

宜转变角色赶走抑郁

新妈妈往往对突然承担的母亲角色毫无心理准备，无法马上适应，手忙脚乱地照料宝宝、睡眠不足，加上大家关注的焦点也转向了宝宝，缺少家人的情感支持，这对不够成熟的新妈妈是难以忍受的，极易出现情绪困扰，进而诱发产后抑郁。

新妈妈应尽快认同母亲角色并要运用母亲角色，关心、爱护、触摸小宝宝，经常与他做情感交流，积极采取母乳喂养，这样可以促进母子间的交流和互动，建立自信的心态，赶走抑郁。

宜多倾诉，缓解产后沮丧

出现沮丧情绪时，新妈妈要接受别人的帮助，或主动寻求他人帮助。在宝宝睡觉时，尽量休息或小睡一会儿。把自己的感受向丈夫、家人以及朋友倾诉。根据宝宝的作息安排好自己的作息时间和每日锻炼身体的时间。与其他新妈妈聊天，交流各自感受。坚持健康、有规律的饮食。学会在宝宝睡觉的时候让自己放松，如读书、看影碟或找点其他感兴趣的事情做。

宜远离易引致产褥感染的外界致病菌

产褥感染的首要原因就是病菌侵入，新妈妈要谨防这些外界致病因素：接生人员未经正规训练，双手或接生器械消毒不严格；产程过长，肛门检查或阴道检查次数过多。

同新妈妈接触的人，若上呼吸道内有细菌，会通过谈话、咳嗽、喷嚏传播给新妈妈，新妈妈要远离这些人群。

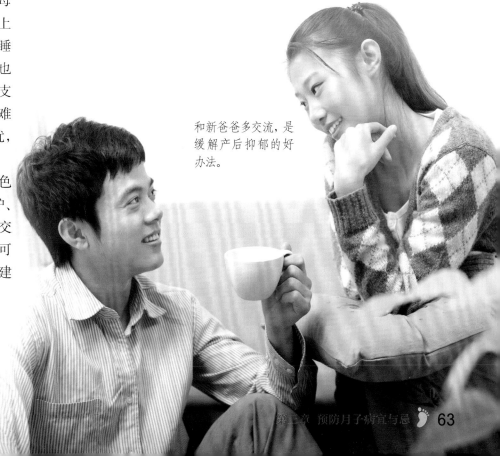

和新爸爸多交流，是缓解产后抑郁的好办法。

宜积极预防产褥感染

产褥感染轻则影响新妈妈的健康、延长产后恢复时间，重则危及生命，因此必须做好预防工作。应积极治疗急性外阴炎、阴道炎及宫颈炎，避免胎膜早破、滞产、产道损伤及产后出血。有胎膜早破或产前出血等感染因素存在时，必须住院治疗，用抗生素预防。接生时避免不必要的阴道检查及肛诊。注意产后卫生，保持外阴清洁，尽量早些下床活动，以使恶露尽早排出。

宜及时抢救中暑的新妈妈

新妈妈中暑后如不及时抢救，病情就会进一步恶化，体温可升至40℃以上，出现呕吐、腹泻、昏迷、面色苍白、脉搏加速、血压下降及瞳孔缩小，最终出现呼吸衰竭。即使抢救脱险，也可能因中枢神经系统严重损害而留下后遗症。一旦发现新妈妈中暑，首先要迅速改善环境，通风，降低室温。然后用冰水或自来水擦拭全身，并在额头、腋窝、腹股沟等血管浅表处放置冰袋，同时对其扇风以尽快降低体温。如果病情改善不明显，则需送医院抢救。

宜热敷、按摩去手脚痛

新妈妈若不慎患上了产后手脚痛，可进行热敷或按摩。热敷用热毛巾即可，如能加上一些补气养血、通经活络的中草药则效果更佳。若采用按摩，一般是在痛点先轻压再重压，压30秒，放开15秒，交替进行。注意按压时忌揉捏，否则会加重疼痛。

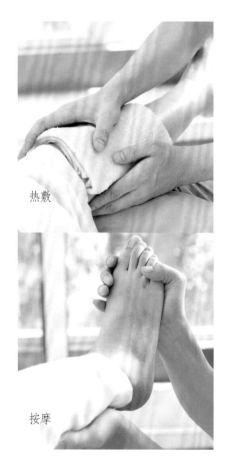

热敷

按摩

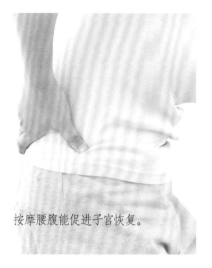

按摩腰腹能促进子宫恢复。

宜按摩腹部化解产后疼痛

不管是自然生产还是剖宫产，新妈妈产后都有子宫收缩的疼痛，为了让子宫收缩成正常大小，即使疼痛也要经常按摩腹部。因为这样有利于促进子宫收缩和恶露的排出。

此外，还有伤口和乳房的疼痛也是问题。在麻醉药的药力消退后，疼痛控制是护理新妈妈的重点之一。如果伤口疼痛，只要是不严重，可采取不压迫伤口的姿势，如侧卧或在臀部垫个枕头可缓解疼痛。如果新妈妈疼痛难忍，宝宝在旁边又不停地哭闹，很容易让新妈妈情绪失控。为了减轻疼痛，新妈妈可以向医生申请用药物镇痛。

宜做运动减轻腰痛

分娩后新妈妈的内分泌系统尚未得到调整，骨盆韧带还处于松弛状态，腹部肌肉也由于分娩而变得较为松弛，或遇恶露排出不畅引起盆腔瘀血。因此，产后腰痛是很多新妈妈经常遇到的麻烦。

有些新妈妈产后很娇气，不愿意下床活动，总是躺或坐在床上休养。躺的时间太久，腰部肌肉缺乏锻炼，也容易出现腰痛。

专家认为，新妈妈不要贪图安逸而过多躺卧，顺产后 24 小时、剖宫产 48 小时之后就可以做产后康复按摩，以利于腰部肌肉的恢复。月子期间，新妈妈应坚持散步等适当运动，或适当做一些预防腰痛的体操，以加强腰背部的柔韧度。

宜注重生活细节防腰痛

造成腰痛的原因多种多样，新妈妈注重这些生活细节有利于缓解产后腰痛。洗澡、整理衣物时采取坐姿，避免久站；清理房间时用长柄扫帚；床垫不要太软；穿平底布鞋减轻对脊柱的压力；拿取重物时动作不要过猛以免拉伤腰肌；注意腰部保暖；不抽烟；多吃牛奶、胡萝卜、糙米、全麦面包等富含钙、维生素 A 和 B 族维生素的食物，防止腰椎骨质疏松诱发的腰痛。

新鲜果蔬或温热的果蔬汁能有效补充维生素 C，预防牙龈出血。

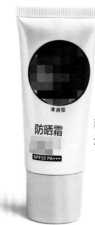

新妈妈外出宜仔细涂抹防晒霜。

宜涂防晒霜防色斑

与怀孕时相比，新妈妈色斑和雀斑都变得更加明显。这也是暂时的，大约 6 个月后会逐渐转淡，外出时涂抹防晒霜还是很有必要的。

宜吃蔬果防牙龈出血

怀孕期间，细菌易于繁殖，牙齿机能减弱，即使妊娠中无任何异常，产后也会出现齿寒或牙龈出血等症状。但这些症状都是暂时的，只要保持口腔清洁，就不必担心。同时新妈妈应多吃新鲜蔬菜、水果，保证摄入足够的维生素 C。

不宜憋大便

产后新妈妈身体虚弱，有了便意却懒怠下床，加之产后由于腹部用力困难或腹部松弛，肠蠕动较弱，这样就很容易形成便秘。同时，剖宫产或侧切的新妈妈害怕排便时会导致伤口疼痛，惧怕排便而使便秘加重。新妈妈应及时下床活动，多喝水，多吃蔬菜和水果等富含膳食纤维的食物，并养成定时排便的习惯。

不宜忽视骨盆疼痛的预防

顺产胎儿在娩出的时候必须经过骨盆，如果新妈妈觉得骨盆疼痛，原因一是产后恢复不好，二是引起了盆腔炎症。要预防这种情况的发生，一要做好产褥期间的个人卫生，二要适度进行骨盆运动。

新妈妈要勤换洗被褥、内衣裤，使用消毒的卫生垫并勤换等。产后新妈妈为了促进子宫的恢复，要保持侧卧的姿势，这就在不知不觉中延长了盆骨支撑人体的时间。为了避免其疲劳，要适当地变换睡姿并做骨盆运动，使盆底肌肉紧缩进而放松，增强血液循环，并促进产后恢复。

不宜忽视头晕，可按摩缓解

新妈妈出现眩晕症状时，家人可用按摩头部穴位的方法来帮她缓解。先从头部按摩，陆续轻轻摩擦曲差、角孙、窍阴、翳风、神庭、百会、后顶、天柱等穴，再轻柔进行指压，每穴三四次，每次数秒钟。接着以同样方式按摩，指压背部肩井、心俞、肝俞、肾俞等穴。最后进行腹部中脘、盲俞穴的按压。平时常进行这种按摩可减少眩晕症状的出现。

以下是上述部分按摩穴位位置的介绍：

曲差穴，在头部的当前发际正中直上 0.5 寸[①]，旁开 1.5 寸。

角孙穴，在头部折耳部向前，当耳尖直上入发际处。

窍阴穴，在头部当耳后乳突的后上方。

翳风穴，在耳垂后方，耳垂微向内折，于乳突前方凹陷处取穴。

神庭穴，在头部，正坐或仰靠，当前发际正中直上 0.5 寸。

百会穴，在头部当前发际正中直上 5 寸，或两耳尖连线的中点处。

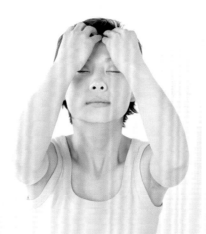
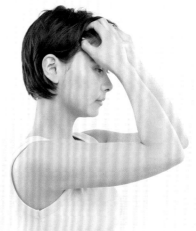

曲差穴正面按摩示图　　　　曲差穴侧面按摩示图

注①：寸，中医述语，以被按摩者的手指为标准，进行测量定位的方法。被按摩者拇指指关节的横度为 1 寸；被按摩者将食指、中指、无名指和小指并拢，以中指中节横纹处为准，四指测量为 3 寸。0.5 寸、1.5 寸、5 寸都可以此标准推算。

不宜忽视子宫复位情况

宝宝顺利出生了，但是他曾居住过的小房子——子宫，却比怀孕时更需要关怀和照顾，一般需要 4~6 周的时间，才能恢复原貌。而在这一过程中，会有疼痛、疾病不断来袭，新妈妈要格外注意。

除了通过产后检查来判断子宫复位外，新妈妈还需要注意一些生活细节：在生产后半年之内应尽量避免下半身用力，例如搬重物、做下蹲动作；进行一些产后运动，如进行腹式深呼吸，或者在产后一周躺在硬床上进行抬腿、提臀，或膝胸卧式运动等，能使子宫和下腹有效收缩和复原。

不宜迷信"月子中不刷牙"

有人认为产后刷牙会"掉牙"，月子里不能刷牙，这种说法是不对的。饭后留在牙齿表面和牙缝里的食物，不及时清理掉很快会形成牙菌斑，菌斑中的细菌使残留的食物发酵产酸腐蚀损坏牙齿。因此，产后必须正常漱口刷牙。

只要用温水漱口，牙刷质地不太硬，是不会损伤牙齿的，相反还会保护牙齿。

另外，产后"掉牙"不是刷牙造成的，更重要的原因是孕期及产后钙质丢失严重，造成牙齿松动，所以要加强孕期及产后钙质的摄入。

不宜忽视子宫复位不全

应给新妈妈服用中药子宫收缩剂，以促进子宫收缩。伴有炎症现象时，应给予广谱抗生素消炎治疗。也可采用有活血化瘀功效的中药，促进子宫收缩，如益母草膏。

子宫后倾时，新妈妈应经常采取胸卧位，以纠正子宫位置。每日一两次，每次 10~15 分钟。

如果怀疑有胎盘或大块胎膜残留，就应该选择刮宫疗法。子宫肌瘤合并子宫复位不全者，应该采用保守治疗。

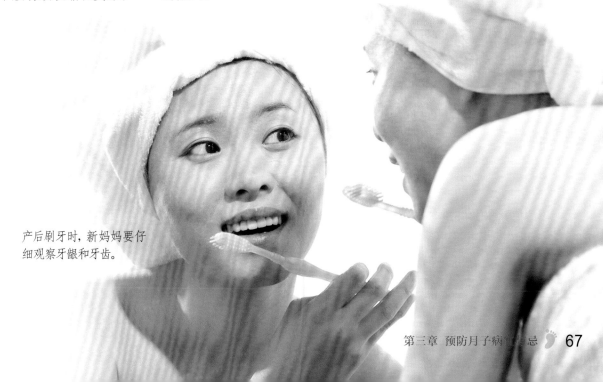

产后刷牙时，新妈妈要仔细观察牙龈和牙齿。

不宜忽视产后卫生

新妈妈如果缺乏良好的卫生习惯，细菌也会趁机侵入。如新妈妈的衣服被褥不卫生，或用未经消毒的纸或布做会阴垫等。新妈妈的呼吸道、胃肠道、泌尿系统或皮肤上的细菌，可通过血液或双手的散播侵入阴道。

产后一定要注意个人卫生，应该像平时一样刷牙、洗脸、洗脚、梳头，饭前便后洗手，喂奶前洗手。但是产后第一天，新妈妈身体比较虚弱，不宜洗澡，可用温水擦浴。

特别需要注意的是，新妈妈产后应擦洗会阴每天至少2次，大便后加洗1次。用棉球蘸无菌清水或生理盐水，有条件时用1/2000新洁尔灭溶液或聚维酮碘溶液擦拭外阴，但不可由肛门开始向前擦。

新妈妈身体虚弱不能淋浴时，可用温水擦浴。

不宜轻视耻骨分离症

很多新妈妈产后会觉得腰腿疼痛，这是因耻骨联合分离、骶髂韧带劳损或骶髂关节损伤所致。在分娩过程中，骨盆的各种韧带会受到损伤，如果分娩时产程过长、胎儿过大、产时用力不当、姿势不正确或者腰骶部受寒等，再加上产后过早劳动和负重，都会增加骶髂关节的损伤机会，引起关节囊周围组织粘连，阻碍了骶髂关节的正常运动，或者当骨盆某个关节有异常病变，均可造成耻骨联合分离或骶髂关节错位，从而产生疼痛。

不宜不动而形成栓塞

新妈妈容易发生静脉栓塞主要有两方面原因：血液的凝血因素多了，而溶解血块的因素少了；静脉血管血流速度变慢，深部静脉受压，血流瘀滞，阻塞血管（即栓塞）。所以，对孕妈妈和新妈妈来说，预防静脉栓塞最好的办法是多活动。在孕晚期，不要因为行动不便而停止活动，应坚持散步或做适量家务。产后第1周是栓塞的多发期，新妈妈应尽早下床，并做适量运动，即使是手术后，也应尽量在床上做翻身、伸屈四肢等活动。

不宜用眼过多

产后新妈妈由于体内激素的变化，会出现眼花症状，看电视、读报纸都受影响。这只是暂时的视力下降，不用担心，只需常常闭眼休息，不要长时间看某一物体，减少看电视、读报纸的时间。

不宜猛站猛蹲

当新妈妈的韧带尚未恢复时，由于受到了较强的外力作用，如负重下蹲、起坐过猛、过早做剧烈运动等，均易发生耻骨联合分离，从而产生疼痛。如果产后休息不当，过早长久站立和端坐，会使新妈妈松弛的骶髂韧带无法恢复，从而造成劳损。另外产后起居不慎、闪挫腰背，以及腰骶部先天性疾病，如隐性椎弓裂、骶椎裂、腰椎骶化等，都会诱发腰腿痛。

所以，新妈妈平时活动时不要猛站猛蹲，以免对身体不利。

忌同时服用子宫收缩剂和生化汤

新妈妈要咨询医生是否住院期间所开的药物里已包括子宫收缩剂在内，如果有，就不宜同时服用生化汤，免得使子宫收缩过强而导致产后腹痛。一般来说，医疗方面使用收缩剂主要是防止产后出血之用，而生化汤对于产褥期"帮助"子宫恢复则有显著的效果。

忌不正确的哺乳及睡觉姿势

新妈妈预防颈背痛要做到保持正确的哺乳姿势，适时地调整休息的姿势，不要趴着睡，适时对颈背部进行按摩等。

及时纠正不正确的哺乳姿势及作息习惯。躺在床上的时候要侧躺、全身肌肉放松，在头部、肩、腋下、侧腰后垫几个柔软的枕头。将宝宝以一个舒适的姿势抱起，不要长时间低头哺乳。在给宝宝哺乳的过程中，可以间断性地做头往后仰、颈向左右转动的动作，放松颈部肌肉。

夜间不要长时间单侧睡觉。适时地调换睡姿，以减少颈背肌肉、韧带的紧张与疲劳；不要趴着睡，防止乳头内陷、颈椎病等疾患，消除诱因。

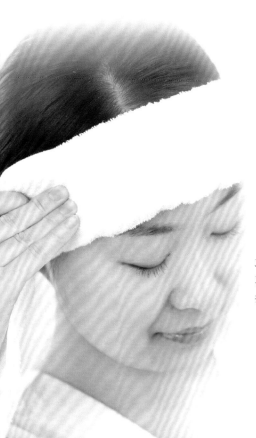

冷敷可缓解中暑，若情况严重还可用自来水擦拭全身。

忌新妈妈房间高温高湿

在夏季分娩的新妈妈，如果产后长时间处于高温、高湿的环境之中，可导致体温调节中枢发生功能障碍而中暑。

中暑是一种急性热病。开始时，仅出现口渴、恶心、全身乏力、头晕、胸闷、心慌及多汗、尿频等症状。此时，如能立即给中暑者宽衣解带，移至通风凉爽处，补充水和盐，情况可迅速改善。

忌因怕痔疮而不敢排便

痔疮是孕产妇常见并发症，通常情况下，痔疮会在几天后自行痊愈。该症状产后易加重，表现为患部红肿、疼痛。如果因怕疼痛，不敢大便，加之便秘及排便困难等，会使痔疮更为严重，形成恶性循环。新妈妈可在大便时，用一张干净的卫生纸轻压在缝合处，给自己多一些保障。如果是便秘，可以吃一些医生开的有缓解作用的药。

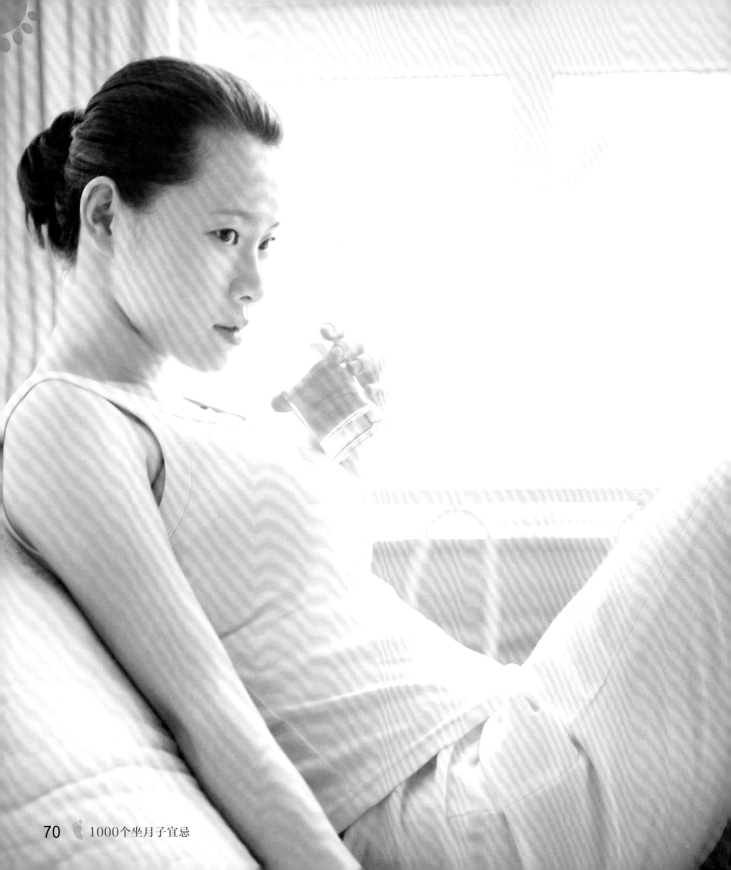

忌小便过量积存

产后新妈妈不管有没有尿意，最好隔一段时间就去趟厕所排尿。因为其产后的膀胱肌肉张力差，膀胱容量增大，对内部压力的增加不敏感，故无尿意，以致存积过量小便。

还有的是因为有些产后新妈妈由于过度疲劳不能起床，又不习惯卧床排尿，造成产后尿潴留。这种情况下，新妈妈最好除去羞涩感，适应卧床排尿，健康才是首要的。不然尿潴留时，涨大的膀胱会影响子宫收缩，引起产后出血，增加不必要的麻烦。

忌动作过猛致眩晕

产后眩晕多半与贫血有关。准新妈妈在怀孕时，体内增加了大量的体液，冲淡了原本的血红素浓度，加上产程失血，就会有眩晕的情况。宜食用老姜、红枣、枸杞子等补血、补气的食物。

新妈妈第1次下床前先在床头坐5分钟，确定没有不舒服的感觉再起身，身旁要有人搀扶。下床前，要先吃东西，恢复体力。起床的时候动作要慢，不要突然站起来。如新妈妈有头晕现象，要让她立刻坐下来，把头向前放低，在原地休息，然后让新妈妈喝点热水。

忌轻视产褥感染

产褥感染发生后，新妈妈及家属要给予足够的重视，如果任其继续扩散，可引起盆腔结缔组织炎，炎症蔓延到腹膜，则可引起腹膜炎。这时除打寒战、高热外，还会出现脉搏加快、腹痛加剧、腹胀、肠麻痹等症状。若细菌侵入血液，则可发生菌血症、败血症，这时体温的变化很大，而且出现全身中毒症状，情况相当严重，如不及时治疗，则可危及生命。

忌吃过敏食物，预防乳房湿疹

急性乳房湿疹表现为：乳房皮肤常出现粟粒大的小丘疹或小水疱，潮红、瘙痒，抓搔后易破损，有较多浆液渗出，常伴有结痂、脱屑等。

乳房湿疹宜采用综合疗法。尽量避免各种不良刺激，如致敏和刺激性食物、剧烈搔抓、热水洗烫等。紧张、劳累、情绪变化、神经系统功能紊乱，往往和湿疹的发病有着紧密关系。能够调节神经功能障碍的药物，对湿疹也有较好的疗效，如维生素 B_1、维生素 B_{12}、谷维素等。

忌滥用抗生素止腹痛

新妈妈腹痛时忌滥用四环素等抗生素以及止痛片等，一不利于子宫复位、排清恶露，二会通过乳汁给宝宝带来不良反应。

忌过量服用止痛药

产后新妈妈有一些腰腿痛的不适感时，最好不要靠吃药来缓解，应采取按摩或其他的活动方式。如果肚子痛可热敷。乳房胀痛要视具体情况而定，看是不是有涨奶的现象，可用微温的水清洗，多按摩，将多余的奶汁挤出等。舒筋活络类的止痛药，大多有燥热之性，新妈妈随便取用或过量服用，难免产生口干、口气秽臭、大便干结、多汗等阴津受损、内热旺盛的副作用，不利于产后调养。所以，新妈妈要先看医生，并说明自己的情况，对症下药。

忌用大黄通便

产后有便秘困扰的新妈妈，忌用大黄及以大黄为主的清热泻下药通便，如三黄片、牛黄解毒片、牛黄上清丸等。大黄味苦性寒，产后服用容易伤脾胃；此外，因为其性寒凉，哺乳妈妈服用后，宝宝吮食乳汁可引起腹泻，因此哺乳妈妈不宜用大黄来通便。

第四章
坐月子哺乳宜与忌

怎么抱着宝宝吃奶最舒服呢？我的奶水够宝宝吃吗？怎么一直没听到宝宝咕咚咕咚酣畅地吞咽奶水的声音？生病吃药时能哺乳吗？不吃母乳的宝宝也能一样健康聪明吗？关于哺乳和非哺乳的问题，本章将一一为你解答，让每一个新妈妈都成为专业的好妈妈。

哺乳妈妈

母乳喂养的新妈妈，要掌握科学的哺喂知识，此外还应重视乳房保养，积极处理乳房的各种问题，预防各种乳房疾病，为宝宝掌管好他的"粮袋子"。

宜分娩后早让宝宝吮乳

分娩后半小时就可以让宝宝趴在新妈妈胸前吸吮乳头，这样的接触最好能持续5~10分钟。宝宝尽早吸吮乳头，可以使新妈妈尽快建立催乳和排乳反射，促进乳汁分泌；同时，还有利于子宫收缩，并有利于增进母子感情。

宜多吮乳缓解乳房胀痛

乳房胀痛是下奶的迹象，第1次分泌的初乳可是宝宝最好的食物，一定要让他多吃，并教给宝宝正确的吃奶方法。如果乳头疼痛，可能是哺乳时宝宝没有正确地含住整个乳晕部分，而只是咬住了乳头造成的。要学习正确的哺乳方式，与宝宝一起顺利完成这一过程。

宜"清空"乳房防涨奶

如果涨奶时间很长，宝宝又吸不出来奶的时候，新妈妈可以及时用吸奶器吸空乳房，防止奶汁积聚，引发乳房不适或乳腺炎。新妈妈也可以试试站着洗个热水浴，帮助"清空"乳房。

宜用奶水滋润乳头

哺乳结束后，新妈妈可用少许乳汁涂抹在乳头上自然晾干，或者用一些天然的油保护一下自己的乳头，最好在宝宝刚吃过奶的时候涂抹。

宜按需哺乳

在宝宝形成哺乳规律前，宝宝啼哭或要吃奶时不论何时都应哺乳，即使母乳分泌不足，也应该坚持给宝宝哺乳。因为宝宝吮吸乳头时会促进新妈妈的激素分泌，促进母乳分泌和子宫的康复。

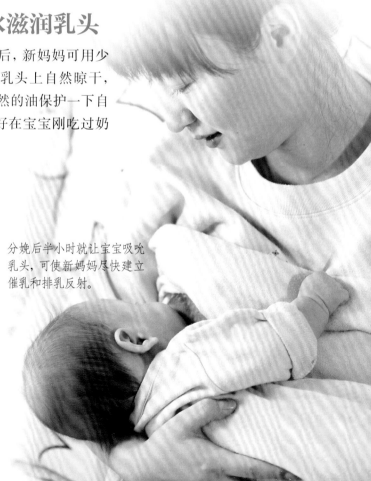

分娩后半小时就让宝宝吸吮乳头，可使新妈妈尽快建立催乳和排乳反射。

宜每天哺乳 8~12 次

新妈妈分泌乳汁后 24 小时内应该哺乳 8~12 次。哺乳时让新生儿吸空一侧乳房后再吸另一侧乳房。如果宝宝未将乳汁吸空，新妈妈应该自行将乳汁挤出或者用吸乳器把乳汁吸出，这样才有利于保持乳汁的分泌及排出通畅。

如果出现乳房胀痛的现象，更应该及时频繁地哺乳，以避免乳汁在乳腺管瘀积而造成乳腺炎。另外热敷按揉乳房也有利于乳汁的正常分泌。

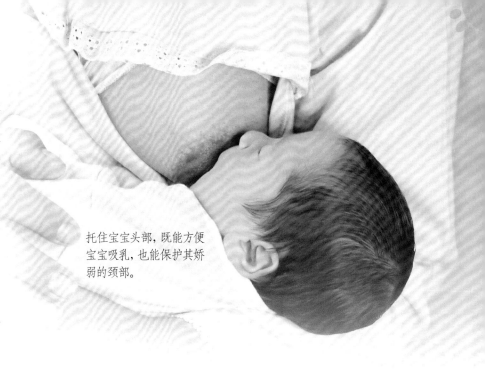

托住宝宝头部，既能方便宝宝吸乳，也能保护其娇弱的颈部。

宜母乳喂养，宝宝少生病

研究证明，母乳喂养的宝宝要比牛奶喂养的宝宝生病率低。母乳中有专门抵抗入侵病毒的免疫抗体，可以让 6 个月之前的宝宝有效抵御麻疹、风疹等病毒的侵袭，以及预防哮喘之类的过敏性疾病等。

母乳不仅为宝宝提供了充足的营养，也提供了最好的亲子共享机会，并有益于促进宝宝的智力发育。

宜选最舒服的姿势哺乳

新妈妈宜选择最舒服的姿势哺乳。舒服的姿势不会让自己和宝宝感觉到劳累。如果坐在床上或沙发上哺乳，可以用枕头垫在腿上。如果坐在椅子上，可以踩一只脚凳。

宝宝也要躺舒服了，他的身体对着新妈妈的身体，头枕在新妈妈的前臂或肘窝里，新妈妈的胳膊托住他的背，手托住他的屁股和腿，让他的脸正好对着新妈妈的乳房。

宜采用正确的姿势挤奶

新妈妈按摩乳房后一部分乳汁可流出，但仍有大部分乳汁瘀积在乳房里及乳头处。此时将大拇指放在离乳头根部 2 厘米处的乳晕上，其他四指放在拇指的对侧，有节奏地向胸壁挤压放松，如此反复，依次挤压所有的乳窦，直至乳腺管内乳汁全部排出。

宜睡梦中也保护好乳房

产后分泌乳汁时乳房的肿胀感受是正常反应，但殊不知新妈妈的睡卧姿势不当也会引起乳房的不适，加剧疼痛，甚至引发炎症。新妈妈在清醒状态下，自然会很好地保护好乳房，可是入睡以后就很难注意了。这就要求新妈妈在睡卧时要事先做好保护乳房的准备工作。要做到：

1. 不要俯卧。
2. 侧身而睡时切勿使乳房受压。
3. 睡眠当中勿穿过于瘦小的内衣。
4. 不可让宝宝含着乳头睡觉。

宜母乳喂养，远离乳腺癌

母乳喂养的新妈妈，产后恢复要快很多，因为宝宝的吸吮可以促进子宫的收缩，还能大大降低乳腺癌的发病率。有人认为母乳喂养的新妈妈容易乳房下垂，其实二者没有什么关系，只要新妈妈经常按摩乳房，并且戴文胸支撑，可以明显防止乳房变形。

宜充分睡眠助泌乳

乳汁分泌的多少与吮乳刺激有关，另外还与新妈妈精神状态、睡眠质量、营养供给有直接关系。新妈妈要想让乳汁充足，让宝宝尽情地享受这天然的营养资源，保持精神愉快、充分睡眠也是重要的因素之一。护理人员要为新妈妈提供良好的休息环境，确保睡眠时间每天在8小时以上，让新妈妈轻松度过在医院的产后时光。

宜食补助泌乳

新妈妈在产后开始泌乳后要加强营养，这时的食物品种应多样化，最好应用五色搭配原理，黑、绿、红、黄、白色的食物尽量都能在餐桌上出现，既增加食欲，又均衡营养，吃下去后食物之间也可互相代谢消化。新妈妈千万不要依靠服用营养素来代替饭菜，应遵循人体的代谢规律，食用应季天然的饭菜才是正确的，真正符合"药补不如食补"的原则。

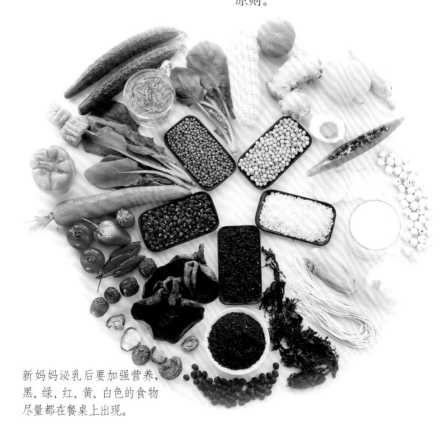

新妈妈泌乳后要加强营养，黑、绿、红、黄、白色的食物尽量都在餐桌上出现。

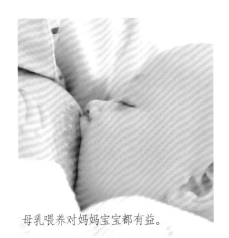
母乳喂养对妈妈宝宝都有益。

宜至少 6 个月纯母乳喂养

基于母乳喂养对宝宝和新妈妈的双重益处，国际母乳协会建议，至少要保证母乳喂养 6 个月，如果有条件，完全可以持续到宝宝 2 岁。

宜心情平和保证乳汁质量

要保持充足的乳汁，哺乳期妈妈除了要有充分的睡眠和休息外，还要避免精神和情绪上的起伏，所以最好不做令情绪大起大落的事情，而应讲求张弛有度，多听听音乐，读一些好书，做一点运动，通过各种方式稳定好自己的情绪，尽量保持平和的心情，这对保证乳汁分泌的质和量都会起到较好的作用。

宜积极预防急性乳腺炎

产后的 1 个月内是急性乳腺炎的高发期。新妈妈应积极预防，注意卫生。预防哺乳期急性乳腺炎的关键在于避免乳汁瘀积，防止乳头损伤，并保持乳头清洁。哺乳后应及时清洗乳头，加强卫生保健。孕期如有乳头内陷，可经常挤捏、提拉进行矫正；产后养成定时哺乳的习惯，不让宝宝含着乳头睡觉；每次哺乳时尽量让宝宝把乳汁吸空，如有瘀积，可按摩或用吸奶器排尽乳汁；同时，注意宝宝的口腔卫生。而当乳头有破损或皲裂时需及时治疗。

宜服药 4 小时后再哺乳

服用药物时，为了减少宝宝吸收的药量，新妈妈可以在哺乳后马上服药，并尽可能推迟下次哺乳时间，最好是间隔 4 小时以上，以便更多的药物代谢完成，使母乳中的药物浓度降到最低。

宜服用的治感冒药

新妈妈患病毒性感冒时，可服用一些中成药，如感冒清热冲剂、双黄连口服液、双花口服液等。

如果是细菌性感染，则可口服青霉素类或头孢类抗生素。这些药物一般情况下比较安全。新妈妈得了感冒，要多喝些水，在秋冬季可以喝些姜糖水、冰糖梨水帮助缓解感冒症状，晚上用热水泡脚等。春夏季感冒最好每天早晨起来时喝一杯温开水，补水又排毒。平时饮食应清淡，多吃蔬菜、水果，少食肉类、鱼虾等不易消化的食物。

新妈妈也应该做好感冒的预防，在家时最好每天开窗通风 5 分钟，保持室内空气清洁，减少致病菌。

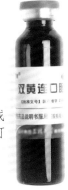
双黄连口服液是中成药，新妈妈感冒时可在医生指导下服用。

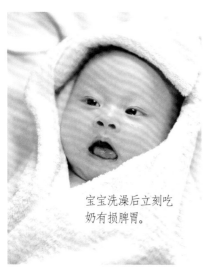

宝宝洗澡后立刻吃奶有损脾胃。

不宜宝宝浴后立刻吃奶

刚洗完澡后，宝宝的气息产生变化，气息未定时就吃奶会使宝宝脾胃受损，甚至可能患上赤白痢疾。所以，凡是洗浴之后，应当让宝宝休息一段时间，等气息平定下来再进行哺乳。

不宜让宝宝只吸吮乳头

宝宝吃奶时，一定要让宝宝含住乳头和大部分乳晕，这样才能有效刺激乳腺分泌乳汁。仅仅吸吮乳头不仅宝宝吃不到奶，而且会引起乳头皲裂。如果宝宝吃奶不费力，而新妈妈也不感觉到乳头疼痛，那就是正确了。

不宜从宝宝嘴里强拔乳头

宝宝吃奶时，不要强把乳头从宝宝的嘴里拉出来，可先把手指伸到他的上下牙龈之间，中断他吃奶，再抽出乳头，避免损伤乳头。

不宜新妈妈浴后马上哺乳

许多处在哺乳期的妈妈，很喜欢洗完热水澡后暖融融地抱起宝宝给他哺乳。其实新妈妈刚洗完热水澡后，并不太适宜立即哺乳，因为热水洗浴，体热蒸腾，乳汁的温度也比平时要高，这时哺喂，可能会伤害到宝宝。

不宜新妈妈生气时哺乳

新妈妈在生气时，体内可产生某种"毒素"，这种"毒素"甚至可能使乳汁的颜色产生变化，生成沉淀，这时哺喂可能会令宝宝吸入带有"毒素"的乳汁。另外，种种情绪的起伏往往也会影响到哺乳期妈妈的大脑皮层的活动，可能抑制催乳素的分泌，使新妈妈出现乳汁缺乏的现象。

不宜因乳汁少就放弃哺乳

如果流出的乳汁量少的话，新妈妈更应该多让宝宝吮吸乳房，因为宝宝的吮吸动作会刺激泌乳，这称为"泌乳反射"。新妈妈千万不要轻易放弃哺乳。

不宜用微波炉热奶

很多新妈妈有一个喂养新生儿的"省事妙招"——用微波炉热奶。其实，这是一个严重的错误，对于宝宝来说，可能会带来一些健康隐患。用微波炉加热容易造成奶受热不均，可能还会造成牛奶成分的轻微改变。另外，密闭容器中的液体膨胀可能会造成爆炸。

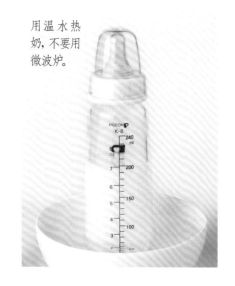

用温水热奶，不要用微波炉。

不宜轻度发炎就停止哺乳

新妈妈在发生急性乳腺炎时，最好不要停止母乳喂养，因为停止哺乳不仅影响宝宝的喂养，而且还增加了乳汁瘀积的机会。所以，在感到乳房疼痛、肿胀甚至局部皮肤发红时，不仅不要停止母乳喂养，而且还要勤给宝宝哺乳，让宝宝尽量把乳房里的乳汁吃干净。而当乳腺局部化脓时，患侧乳房应停止哺乳，并以常用挤奶的手法或吸奶器将乳汁排尽，促使乳汁通畅排出。与此同时，仍可让宝宝吃另一侧健康乳房的母乳。只有在感染严重或脓肿切开引流后，才应完全停止哺乳，并按照医嘱积极采取回乳措施。

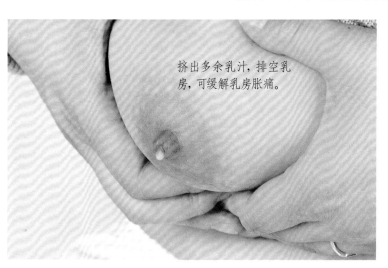

挤出多余乳汁，排空乳房，可缓解乳房胀痛。

不宜外出回家后马上授乳

很多新妈妈在哺乳期，因为要工作不能在家照顾宝宝，一天班上下来对宝宝特别想念，担心宝宝饿着，一回家就迫不及待地授乳，这么做是不合适的。

一则，刚进家门，家里与室外环境不一样，新妈妈体温会有差别，冬天时一身冷气，夏天一身热气，马上抱起宝宝会使宝宝感到不适。

二则，新妈妈最好歇一会儿，调整下呼吸，呼吸平稳了再授乳，宝宝吮吸时不容易呛着。

三则，迫不及待地给宝宝哺乳的新妈妈应先把穿了一天的外衣脱去，洗干净双手，找个舒服的姿势坐好，再给宝宝哺乳。

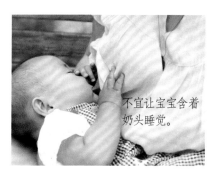

不宜让宝宝含着奶头睡觉。

不宜让宝宝含着奶头睡觉

有时宝宝会在吸完奶后继续咬着奶头，如想取出奶头，只需轻轻将小拇指伸入他的上下牙之间即可。如果宝宝在吸奶时睡着了，可能胃里有空气，使他感到吃饱了，将他抱起来拍一拍即可。

不宜哺喂宝宝"热奶"

处于哺乳期的妈妈在愤怒、焦虑、紧张、疲劳时，容易造成肝郁气滞，甚至产生血瘀，使得乳汁量少甚至变色，这就是民间所谓的"热奶"。宝宝喝了"热奶"后心跳也会随之加快，变得烦躁不安，甚至夜睡不宁、喜哭闹，并伴有消化功能紊乱等症状，这是内热的表现。从西医的角度来看，在新妈妈压力过大、心情急躁的情况下，身体处于应激状态，肾上腺素分泌增加，乳汁的分泌也会受到影响。

不宜服药期间随意中断哺乳

除了少数药物在哺乳期禁用外，其他药物在乳汁中的含量很少超过新妈妈用药量的 1%~2%，这个剂量一般不会损害宝宝的身体。只要服药在安全范围内，就不应该中断哺乳。

不宜哺乳妈妈吃的药

下列药物对新生儿、哺乳期宝宝影响较大，哺乳的新妈妈不宜服用。

抗生素如红霉素、氯霉素、庆大霉素、甲硝唑等。镇静催眠药如苯巴比妥钠、安定、氯丙嗪等。镇痛药如吗啡、可待因、美沙酮等。抗甲状腺药如碘剂、甲巯咪唑、硫氧嘧啶等。抗肿瘤药如 5- 氟尿嘧啶等。其他药如多潘立酮、甲硝唑、阿苯达唑、异烟肼、阿司匹林、麦角、水杨酸钠、泻药、利舍平、溴隐停等。

必须服用时，一定要在医生的指导下进行，并应暂停哺乳，停药后也要隔数天才可以继续哺乳。

不宜哺乳时暴露腰腹

通常新妈妈都是把衣服撩起来给宝宝哺乳，哺乳的时间短则几分钟，长则半个小时，这段时间腰腹全都暴露在外。新妈妈一天要给宝宝哺乳好几遍，就意味着每天平均几个小时腰腹都在受凉、受冻，这样怎能不生病？所以新妈妈在给宝宝哺乳的时候，一定要保护好自己的身体，不要受凉，最好的方法就是把衣服在两侧前胸处剪开。现在母婴商店里有哺乳专用的内衣出售，是在前胸处开口的，这样哺乳时就省事得多。

不宜运动后立即哺乳

人在运动中体内会产生乳酸，乳酸潴留于血液中使乳汁变味，宝宝不爱吃。据测试，通常中等强度以上的运动即可产生此种状况。新妈妈们必须注意，只宜从事一些温和运动，运动结束后先休息一会儿再哺乳。

不宜哺乳期使用口服避孕药

口服避孕药安全长效，正确服用后避孕效果好；停药后生育能力很快恢复；能预防和减少缺铁性贫血，减少经期出血量，缩短经期，治疗月经失调，使痛经减轻。但产后 6 个月内的哺乳妈妈不应服用；不哺乳的新妈妈，可在产后 21 天后开始服用。

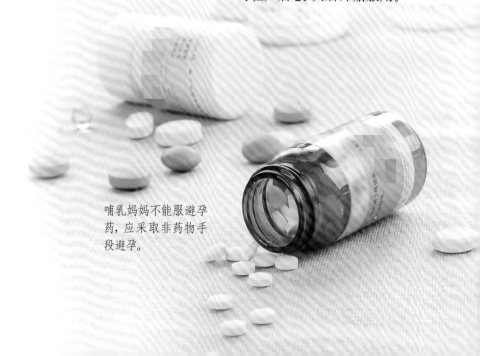

哺乳妈妈不能服避孕药，应采取非药物手段避孕。

忌吃油腻，防泌乳不畅

产后第 3 天，剖宫产的新妈妈可以多吃些鱼、蔬菜类的汤和饮品，不要着急吃油腻的骨汤，以免乳汁分泌不畅，汤水补得太丰富时，会导致乳房内出现硬块。

忌过分紧张

剖宫产的新妈妈泌乳时间要比顺产的新妈妈来得晚一点，分泌的量也会稍微少一点，没有关系，这是正常现象。剖宫产的新妈妈此时不要太紧张，过分紧张和担心，有可能会导致具有抑乳作用的激素上升，把产乳的激素压下去。要保持充足的耐心，适当按摩乳房，让宝宝多吮吸，增加泌乳量。

也不要急着喝催乳汤，根据宝宝实际的吃奶量进行有条理的催乳。如果宝宝在吃完奶后不一会儿又哭闹，饿了，即说明奶水少了，新妈妈可以喝些家人炖的催乳汤，循序渐进，促进乳汁的通畅。

忌泌乳后哺喂次数过少

产后第 3~7 天是新妈妈的泌乳过程，此阶段应注意给宝宝的哺乳次数最好频繁些；最好一个乳房让宝宝吸满 10 分钟，如果宝宝在吃了 5 分钟的时候睡着了，可轻轻捏宝宝耳朵将其叫醒继续吸，而且两个乳房都要吸到。

如果此阶段哺乳不当，最容易造成乳腺管堵塞而导致乳汁瘀积。产后乳汁瘀滞是指乳汁出不来，导致乳房胀痛的现象，所以这段时间哺乳次数应该频繁一些。

忌平躺着哺乳

宝宝的胃呈水平位置，躺着吃奶易导致宝宝吐奶；而且宝宝的免疫功能不健全、病菌容易侵入鼓室，宝宝的咽鼓管短，位置平而低，新妈妈躺着哺乳，很容易使细菌分泌物或呕吐物侵入，从而引起急性化脓性中耳炎。新妈妈应该采取坐喂或中坐姿势，将一只脚踩在小凳上，抱好宝宝，另一只手以拇指和食指轻轻夹着乳头喂哺，以防乳头堵住宝宝鼻孔或因奶汁太急而引起呛奶、吐奶。

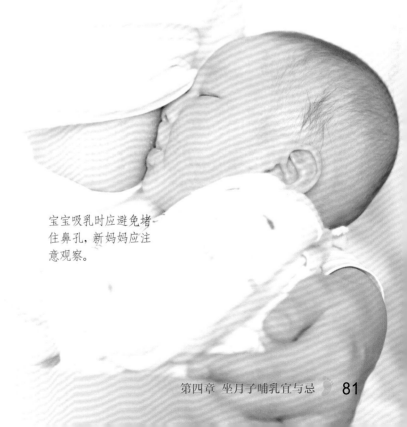

宝宝吸乳时应避免堵住鼻孔，新妈妈应注意观察。

非哺乳妈妈

因种种原因不宜哺乳的新妈妈，无需自责，人工喂养照样能养出健康聪明的宝宝。此外，虽然不用哺乳，你还是有许多事情要做，如多参与宝宝喂养，适当进补，注意锻炼等。

宜选择恰当的回乳方法

产后回乳的方法主要有自然回乳及人工回乳2种。一般来讲，因哺乳时间已达10个月至1年而正常断乳者，常可使用自然回乳方法；而因各种疾病或特殊原因在哺乳时间尚不足10个月时断奶者，则多采用人工回乳方法。另外，正常断乳时，如果奶水过多，自然回乳效果不好时，亦可使用人工回乳方法。

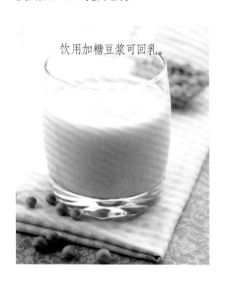

饮用加糖豆浆可回乳。

宜慎用西药回乳

西医也有一些回乳方法。如口服溴隐亭，每次5毫克，每日2次，连服6日，以后每日5毫克，连服3日；或口服维生素 B_6 片剂，每次200毫克，每日3次，连服4~6天。机制可能为促进脑内多巴胺生成，从而刺激多巴胺受体引起负反馈使垂体泌乳素分泌减少，进而抑制乳汁的分泌。如果服用西药回乳（服用西药须遵医嘱）引起恶心等身体不适，也可口服中药类回乳药或者采取食疗回乳的办法，如炒麦芽120克加水煎，分3次温服，或食豆浆一碗，加少许白砂糖等。

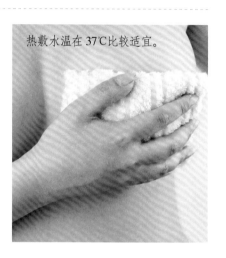

热敷水温在37℃比较适宜。

宜热敷缓解回奶胀痛

回奶与促进泌乳不同，泌乳的时候不能用热敷，但回奶的时候宜用热敷。当乳房胀得有硬块时，可以用热毛巾敷在乳房上，促进乳房血液循环，让身体加快吸收滞留的乳汁，使乳房硬块渐渐变软。千万不要用手揉，因为这样反而会促进泌乳，不利回乳。

热敷时水温要适当，不要太烫，最好维持在37℃，否则易造成乳房、乳头烫伤，严重者会导致表皮红肿起水疱感染。

宜适量抽出乳汁缓解回奶胀痛

传统观念认为，回乳期间绝对不能再往外抽乳，认为抽乳跟孩子吃奶是一样的，会刺激乳汁的再次分泌。实践证明，这种担心是多余的，适当地抽出些乳汁，可以大大缓解回乳时乳房的胀痛感。而且奇妙的是，这并不会引起乳汁再一次大量地分泌，回乳效果显著。

宜适当进补

非哺乳妈妈的进补要格外用心和注意，除了要增加全面的营养补充体力外，还可适当增加帮助新妈妈回乳的食物，以避免补得太过，引起内热。补充的热量也要相应低一些，以便于新妈妈产后身材的恢复。

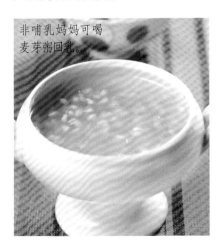

非哺乳妈妈可喝麦芽粥回乳。

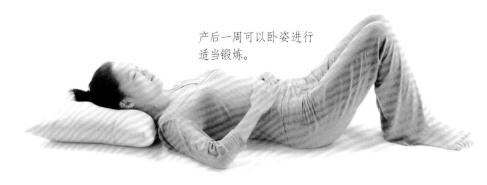

产后一周可以卧姿进行适当锻炼。

宜多参与宝宝的喂养

如果新妈妈因为身体及其他原因不能采取母乳喂养，家人一定要体谅并及时安慰新妈妈，千万不能怪罪、抱怨新妈妈。在身体允许的条件下，最好由新妈妈亲自给宝宝冲奶粉并喂宝宝吃，要让宝宝尽快熟悉新妈妈的味道，增加母子的感情交流。但是新妈妈喂养宝宝要适量适度，不能过度劳累。

宜吃多样化的回乳食品

非哺乳妈妈的回乳食谱应多样化。为了帮助非哺乳妈妈进行回乳，这期间需要多吃一些麦芽粥之类的食物。麦芽粥里可以增加些丰富有营养的食材，比如杏仁、核桃、牛奶等，让回乳食谱也多样化，促进新妈妈的食欲，帮助身体恢复。

宜产后1周开始锻炼

如果吃得太多，活动太少，又不需要哺喂宝宝，多余的营养就会积存在新妈妈体内，使体重不断增加。坚持产后瘦身锻炼是保持健美体形的重要手段。

非哺乳妈妈产后1周就可以进行健美操锻炼，但是，锻炼的时间不宜过长，运动量也不可过大，要注意循序渐进，逐渐增加运动量。非哺乳妈妈也可在减少正餐摄入的情况下，两餐之间补充些竹荪茶、牛奶露、什锦酸奶等，使得胃中常有饱腹感，自然轻松地进行瘦身。

宜放下心理包袱

由于种种原因，有些新妈妈不得不放弃母乳喂养，改为人工喂养，这些新妈妈心里总会有些遗憾甚至歉疚。非哺乳妈妈应放下心理包袱，并充分相信，只要科学喂养，人工喂养的宝宝一样可以身体强壮。

宜给宝宝更多爱抚

国外专家经试验证实，直接母乳喂养的宝宝和将母乳挤出用奶瓶喂养的宝宝，在精神状态和体格上都表现出一定的差距，更何况完全吃不到母乳的宝宝呢？因此，非哺乳妈妈应给宝宝更多的爱抚。

宜产后 1 周内洗澡

非哺乳妈妈如果伤口恢复得好，可以在这一周内洗澡。产后洗澡应做到"冬防寒，夏防暑，春秋防风"。冬天沐浴，必须密室避风，浴室宜暖，洗澡水不能过热，避免洗澡时大汗淋漓，汗出太多易致头昏、晕闷、恶心等。夏天浴室要保持空气流通，洗浴水保持 37℃ 左右，不可贪凉用冷水，图一时之欢而后患无穷。家人要在新妈妈洗澡时多加关注，协助控制洗澡时间，要及时清理浴室，不让潮气过分地集中在浴室里。

宜边回乳边进补

非哺乳妈妈忙于回乳的同时，也要适当进补，毕竟经过那么漫长的产程，身体的恢复也不是一蹴而就的事情。选择低脂、低热量，但是滋补功能强的食物作为有益的补充，也是必要的。

宜了解宝宝的生活习惯

非哺乳妈妈在白天宝宝睡觉的时候，可以做一些轻微的活动，在窗前晒一晒太阳，在客厅内散散步，或者是轻声地听一些音乐，记录一下宝宝成长日记，让时间在你的安排下生动起来。好好恢复体力，多吃多休息，为照顾宝宝打好基础。新妈妈还要充分了解和熟悉宝宝的各种生活规律和习惯，与他建立默契的母子关系，也有助于接下来的人工哺喂。

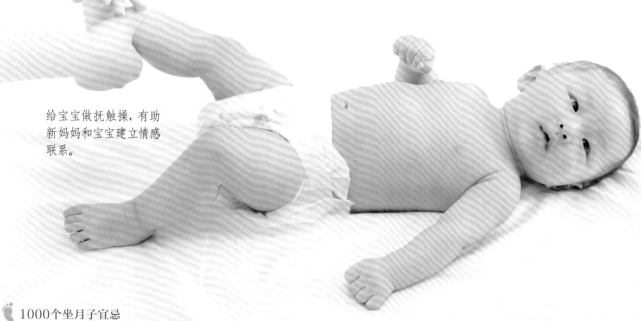

给宝宝做抚触操，有助新妈妈和宝宝建立情感联系。

宜及早听懂宝宝的哭声

非哺乳妈妈宜更多地关注宝宝，如听懂宝宝的哭声。

宝宝不同的哭泣声代表不同的意义：宝宝在饥饿时会哭泣，直到他吸到乳头或奶瓶时为止；疲倦、衣服不合适、身体不舒服、太冷或太热时宝宝都可能会哭泣，但由身体不舒服或疾病所致的哭泣常常伴随不吃奶及精神不好。孤独也是造成宝宝哭泣的主要原因之一，宝宝喜欢与人接触，如果他觉得有被遗弃的感觉，他就会哭泣不止，直到有人抱起他为止。

非哺乳妈妈要总结规律，以便能迅速准确地判断宝宝哭的原因。

宜保持心情愉悦

不要因为自己不能给宝宝哺乳而情绪低落，产后情绪低落极易造成很多月子病，不利于新妈妈的身体健康。非哺乳妈妈还有很多事情要做，要做好自我调整，以积极乐观的情绪面对生活。

宜给宝宝洗澡

洗澡既可以保持宝宝皮肤清洁，避免细菌侵入，又可通过水对皮肤的刺激加速血液循环，增强宝宝机体的抵抗力，还可通过水浴过程，使宝宝全身皮肤触觉、温度感觉等感知觉能力得以训练，使宝宝得到满足，有利于宝宝心理、行为的健康发展。给宝宝洗澡时新妈妈应亲切地注视着宝宝的眼睛，边洗澡边和宝宝交流或放些音乐。

宜及早认同母亲角色

哺喂是将新妈妈和宝宝联系起来的重要纽带，而非哺乳妈妈却没有这样的好机会，因而一些新妈妈甚至没有意识到自己已经做妈妈了。

非哺乳妈妈更要积极担当起母亲角色，关心、爱护、触摸小宝宝，经常与他做情感交流，自己多给孩子进行人工喂养，这样同样可以促进母子间的交流和互动，也有助于非哺乳妈妈建立自信的心态。

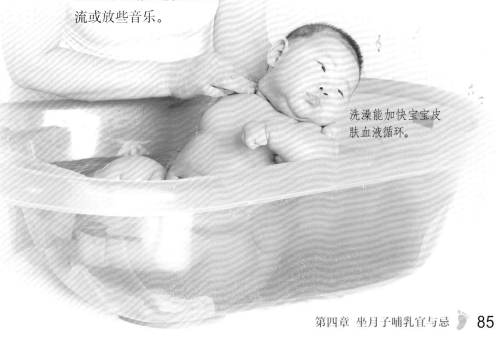

洗澡能加快宝宝皮肤血液循环。

不宜母乳喂养的新妈妈

虽然母乳喂养对母子双方都有益，但是在有些情况下为了宝宝的身体健康，不能用母乳喂养：如果新妈妈患有艾滋病，宝宝在子宫内没有感染时，必须禁止母乳喂养；如果新妈妈是白血病病原体 HTLV-I 携带者，为了防止宝宝患白血病的可能，不能用母乳喂养；如果新妈妈做过隆胸手术，一般情况下也禁止母乳喂养。

产后第5周，妈妈身体情况允许，可做简单家务。

不宜喂母乳的宝宝

有先天性半乳糖症缺陷的宝宝，在进食含有乳糖的母乳后，易造成半乳糖代谢异常，致使半乳糖蓄积，引起宝宝神经系统疾病和智力低下，并伴有白内障，肝、肾功能损害等。这种宝宝应给予特殊的不含乳糖的代乳品喂养。

枫糖尿病患儿由于先天性缺乏分支酮酸脱羧酶，引起氨基酸代谢异常，喂养困难，多数患儿伴有惊厥、呕吐、低血糖。患本症的宝宝应给予低分支氨基酸膳食，国外已有此种奶粉，则可避免一般喂养对宝宝的损害，而母乳也只能喂很少量。

不宜过早开始做家务

因为不需要哺乳，非哺乳妈妈经常会觉得空虚，想找些事情做。如果非哺乳妈妈一定要做些家务活的话，要避免干一些类似做饭、洗衣服等需要长时间站立的活儿。

如果想活动活动，厨房温度又适宜，可在产后第4周，在家人的帮助下一点一点开始做起。洗衣服的话则要等到第5周才可以开始进行。

即使如此，刚出月子的新妈妈的劳动时间也不应过长，在做家务的时候尽量做一些省力的活儿，如扫地、洗小衣物等；最好不要搬举重物、洗大件的床单之类，这样会很容易使刚刚恢复的新妈妈身体受到重创。

不宜勉强哺乳

新妈妈如果患有比较严重的慢性疾病，如有较重的心脏病、肾脏病以及糖尿病等，都不太适合给宝宝进行哺乳，勉强坚持给宝宝进行母乳喂养，对新妈妈及宝宝的健康都会有所影响。新妈妈可以在家人的帮助下开始对宝宝进行人工喂养。

不宜情绪低落

由于种种原因不能哺乳可能导致新妈妈情绪低落。美国医学研究认为，产后抑郁可造成母婴间情绪纽带连接障碍，由此妨碍了母子之间的正常相处，导致宝宝行为失常、情感障碍，主要表现为好动、认知事物能力低下、焦躁不安、食欲缺乏、抵抗力低、易于患病等。家人应理解非哺乳妈妈并安慰她，这样对非哺乳妈妈的恢复及宝宝健康成长都有益处。

不宜忽视宝宝的便便

有时宝宝放屁带出点儿大便污染了肛门周围，偶尔也有大便中夹杂少量奶瓣，颜色发绿，这些都是偶然现象，关键要注意宝宝的精神状态和食欲情况。只要精神佳、吃奶香，可不必吃药打针，但应当密切观察。如果继续出现异常大便，如水样便、蛋花样便、脓血便、柏油便等，则表示宝宝有病，应及时就医治疗。

不宜忽视产后进补

有些非哺乳妈妈因为不需哺乳就不重视营养的摄入。新妈妈仍需适当进补，以恢复生产过程中损耗的能量，并供身体代谢所需。

不宜回乳过急

非哺乳妈妈断乳时，如果奶水过多、自然回乳效果不好时，不宜硬将奶憋回，这样容易造成乳房结块，严重时还会引起乳腺炎。也要避免回乳过急，回乳过急也可以导致乳汁瘀积引发乳腺炎。可适当热敷乳房或挤出少量奶液以缓解胀痛。

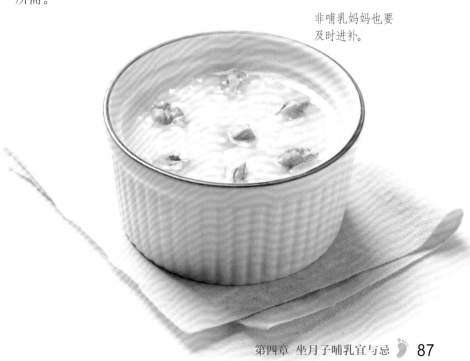

非哺乳妈妈也要及时进补。

第五章
冬天与夏天坐月子宜与忌

　　漫长的一个月的"宅居"对新妈妈已是很大的挑战，若赶上寒风凛凛的冬天或是烈日炎炎的夏日，新妈妈更是手足无措。这里，我们对冬天和夏天坐月子的新妈妈给予特别的关照，专章讲述冬天和夏天坐月子的宜忌。翻开本章，让你的"月子"不管是在冬还是夏，都能"坐"出健康，"坐"出美丽。

冬天坐月子

冬天天气寒冷，给新妈妈坐月子带来了诸多不便。除了掌握坐月子必备的常识外，新妈妈在冬天坐月子还应格外关注室内温度，做好自身保暖和清洁以及预防感冒等。

宜将蔬果加热后再吃

新妈妈不宜食用生冷食物，然而蔬果是新妈妈身体所需各种维生素的重要来源，需要适量摄取。如果担心凉，蔬菜可以烫一烫或炒熟后食用，水果可以榨成果汁后，将装有果汁的杯子放入热水里烫5~10分钟后再饮用，还可以将水果煮成水果茶饮用。

宜定期开窗通风

冬天天气寒冷干燥，新妈妈和宝宝都需要关紧门窗来保暖，导致室内通风不良。适时开窗通风会给新妈妈和宝宝带来新鲜的空气，并且通风后室内的细菌数会减少，所以，定时开窗通风还是很有必要的。开窗通风，可在上午9:00~11:00，新妈妈和宝宝可以另处他室，待空气换过后再回来。

宜做好自身清洁

冬天坐月子使新妈妈的卫生清洁非常不便。尽管如此，新妈还是要经常洗澡换衣，洗澡时最好选择淋浴而不应盆浴。

宜吃牛骨萝卜汤补充维生素 D

牛骨含大量钙质，可强健筋骨、滋养脾胃。胡萝卜俗称"小人参"，其独特的营养价值在于它还含有大量的胡萝卜素，可以转化为维生素 D，可以补充新妈妈因冬季晒太阳少引起的维生素 D 缺乏。

宜保持室内湿度适宜

冬天坐月子的新妈妈，要注意室内的空气不能过于干燥，空气干燥容易使人口干舌燥、流鼻血、咽痛，可以在室内使用加湿器或放一盆水，以提高空气的湿度。一般来说室内的空气湿度应保持在55%~65%为宜。

牛肉强筋健骨，胡萝卜含丰富维生素，适合新妈妈冬天食用。

宜吃黄豆猪蹄提气血

猪蹄的高蛋白和黄豆的高钙结合，营养丰富，具有补血通乳、润肺和胃的功效，对于气血不足的哺乳妈妈是很好的食补方式。

宜注重维生素 D 的摄入

新妈妈适量摄入维生素 D 可预防佝偻病。维生素 D 的获得主要有两种方式，一是通过食品直接摄入，二是通过晒太阳身体自动合成维生素 D。冬季天气寒冷，给新妈妈出门晒太阳带来诸多不便，因而新妈妈要多吃海鱼和鱼卵、动物肝脏等动物性食品，通过食补获取身体所需的维生素 D。

宜温补祛风寒

冬天坐月子宜温补，如适量服用姜汤、姜醋可以使哺乳的新妈妈血液畅通、驱散风寒，也能减少发病。一般的"月子食谱"都具有温补作用，如猪蹄、胡萝卜、牛羊肉、土豆、油菜、鱼类、奶类、蛋类等，冬季坐月子的妈妈都可食用。

宜多吃蔬果增强免疫力

新妈妈免疫力普遍降低，尤其是冬天坐月子的新妈妈，极易感冒。因此，冬天坐月子的新妈妈应适当多吃含维生素多的蔬菜、水果和高蛋白食物，这些食物能促进细胞正常代谢，增强机体免疫力。新妈妈还要多饮水、多排尿，及时排除体内毒素，有助于抵抗感冒的侵袭。

宜选薄厚适中的纯棉衣物

分娩后，新妈妈都容易出汗，不管是什么季节，选择吸水性好的纯棉衣服都是最舒服的。冬天坐月子的新妈妈，要根据室内的温度选择薄厚适宜的衣服，衣服过薄易感冒，过厚又会造成多汗或排汗不畅，应以感觉全身暖和为宜。

冬天坐月子的新妈妈宜多吃新鲜水果，可以预防感冒。

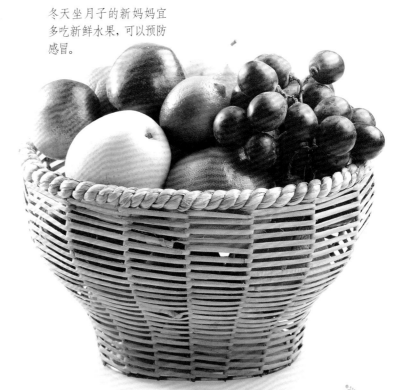

宜注意足部保暖

冬天坐月子的新妈妈应注意足部保暖，在家里可以穿平底柔软的棉拖鞋，最好穿双棉袜，以免让脚跟受凉而引发腹泻或腹部不适等。

宜选用保暖设施

北方冬天在没来暖气前较冷的一段时间里，坐月子的新妈妈可以用空调、电暖器等提高室内温度。但使用空调时一定要注意不要直接对着新妈妈吹，时间也不宜太长，可将家中居室的门打开，在另一个房间安置新妈妈和宝宝。

如果在南方，整整一个冬天都要注意取暖。虽然这会使家里的电费猛增，但比起妈妈和宝宝的健康来说就不算什么了。还要注意多穿衣服，最好是保暖、舒适、透气的棉服。

另外，那些没有暖气的地方，可能会有很多新妈妈采用电热毯取暖。需要说明的是，使用电热毯一定要注意安全，在上床睡觉时应关上电源。

宜洗澡时注意保暖

冬天产后洗澡，最好在 1 周以后。特别要注意防寒，浴室温度应在 25~26℃，水温在 37℃以上，最好选择淋浴。每次洗澡时间不要太长，5~10 分钟为宜，注意保护伤口。浴室不能太封闭，不要在空腹或刚吃过饭后洗澡，以防头晕。洗完头之后要及时擦干头发。

宜选择色彩鲜艳的家居服

月子中的新妈妈也可以讲究时尚，老一辈人在月子中不能刷牙、洗头、洗澡的禁忌都是不科学的，会使新妈妈感觉不舒适，以致心情受到影响。所以月子中的新妈妈宜适当打扮。

新妈妈应选择宽松、柔软、舒适的全棉或毛布料长衣长裤，在颜色和款式上宜选择一些色泽鲜艳、款式活泼、图案花纹可爱的家居服，既可以使自己保持心情愉悦，又对宝宝视觉发育形成良好的刺激。

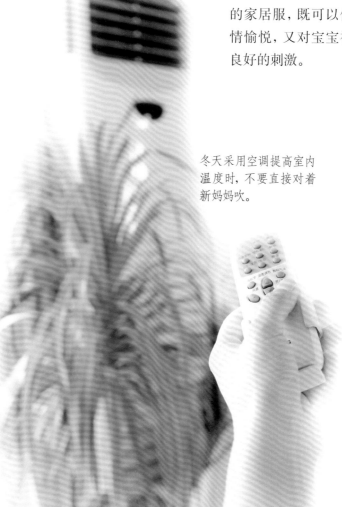

冬天采用空调提高室内温度时，不要直接对着新妈妈吹。

宜穿着袜子睡觉

睡衣要宽松，必要时可以穿着袜子睡觉。有些新妈妈在清醒的时候会十分小心，可是一旦睡着了就会蹬被子，很容易着凉。最好的办法就是穿着睡衣和袜子入睡。

宜保持衣物干爽

产后多汗，有时不到半天衣服裤子就湿透了。新妈妈及其家人千万不要怕麻烦，要多准备一些内衣内裤和贴身的衣物，一旦感觉不舒服就马上换下来，避免着凉。

宜选择方便哺乳的衣物

准备哺乳的新妈妈在选择衣物时，应时刻考虑是否方便给宝宝哺乳。如在选择文胸时，材质应选择纯棉布料的，因为产后乳腺管呈开放状，纯棉内衣能保持良好的透气性，避免乳腺管堵塞；款式上宜选择前开或肩带易摘卸的哺乳文胸。睡衣和毛衣也以开身设计的为宜。

宜及时换洗、晾晒内衣裤

由于产后毛孔呈开放状，新妈妈易出汗，每日应更换内衣裤。冬季早晚温差变化较大，要注意添减衣物，以防感冒。浸湿了的衣服要及时换洗，晾洗衣服时，最好能在阳光下暴晒以达到除菌效果。

宜夜间哺乳时注意防寒

冬天坐月子的新妈妈晚上睡觉时，一定要在床边准备一件睡袍，半夜起来哺乳要及时穿上，以免受寒。因为每次哺乳的时间长达15~25分钟，新妈妈感冒了对自己和宝宝都不利。

宜穿高腰束腹裤修身护脐

新妈妈可选择有收身效果的内裤和产后束身裤，以利于子宫位置复原和产后修身。冬天坐月子，穿一条加长的、高腰的长裤，可将整个腹部包裹，又具有保护肚脐的作用。

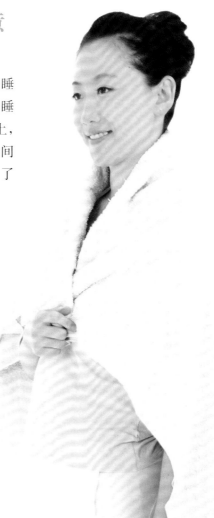

冬季夜间起身，一定要加件外衣或小毯子在身上。

不宜多接触访客

冬天是呼吸道疾病的高发季节，新妈妈和宝宝要避免接触太多的外来探访人员，减少交叉感染的机会，还要注意休息。

不宜增加盐的摄入

对于人体来说，一天摄入 6 克盐分是比较合适的，最多不能超过 10 克，过多就会造成电解质代谢紊乱，从而影响肾功能。而对于新妈妈来说，冬季天气寒冷，新妈妈的汗量减少，随着出汗而消耗的盐分也随之减少，体内的钠元素会保持相对平衡，所以烹饪当中不宜多放盐，菜要淡一些为好。

不宜补钙过晚

怀孕后期以及产后 3 个月，新妈妈体内钙的流失量较大。加之北方天气寒冷，在冬季坐月子不可能开窗晒太阳，这样就不利于钙的合成和利用。哺乳期妈妈每天分泌约 700 毫升的乳汁，平均每天消耗钙约 300 毫克，所以新妈妈不宜补钙过晚。

中国营养学会推荐，哺乳期妈妈每天适宜的钙摄入量为 1200 毫克，而通过食物摄入是最安全可靠的方法。含钙高的食物有芝麻酱、菠菜、韭菜、莴苣、蘑菇、动物肝脏、鱼类和畜禽肉汤、牛奶等。

牛骨汤是哺乳妈妈补钙的佳品。

不宜室温忽高忽低

宜控制好室温。冬天坐月子，听起来好像是新妈妈的福气，外面寒风刺骨，屋里却是暖洋洋的。但冬天天气寒冷干燥，室内温度不易控制，忽高忽低会使新妈妈着凉、感冒或者关节受到风寒湿气的入侵。一般情况下，室内温度宜维持在 18~22℃，相对湿度保持在 50%~60%，比较适合新妈妈和宝宝。

不宜长时间静卧

不管是出于中国的传统习俗还是对新妈妈体质的考虑，一般都不建议新妈妈在坐月子期间外出活动，尤其是冬天，但是在室内适当地运动还是有必要的。早下床活动有利于子宫的恢复，也便于恶露的迅速排出，减少便秘等。另外，对增加新妈妈的食欲也大有好处。所以，自然分娩 24 小时后就新妈妈可以下床活动了，每天至少要有半个小时的活动时间。

不宜高热时哺乳

如果感冒后伴有高热，新妈妈不能很好地进食，就应及时到医院就诊。高热期间不宜哺乳，可暂停母乳喂养一两天，这期间，要把乳房内的乳汁吸出，以保持能够继续泌乳。新妈妈本人要多饮水和新鲜果汁，多吃清淡易消化的饮食如牛奶、粥等，补充营养并好好休息，才能保证宝宝的乳汁供应。

不宜服药后立即哺乳

冬季感冒的新妈妈可以服用一些抗感冒的中药，如感冒冲剂、板蓝根冲剂等，但服药后不宜立即哺乳，因为这时停留在体内的药物会通过乳汁传给宝宝。服药4小时后，循环系统就会把这些药排出，所以宜在服药4小时后再给宝宝哺乳。

不宜感冒期间吃猪羊肉

新妈妈感冒期间，应避免或少吃鸭肉、猪肉、羊肉、狗肉、甲鱼、蚌、醋等食品，可多吃一些蔬菜水果，提高身体抵抗力。

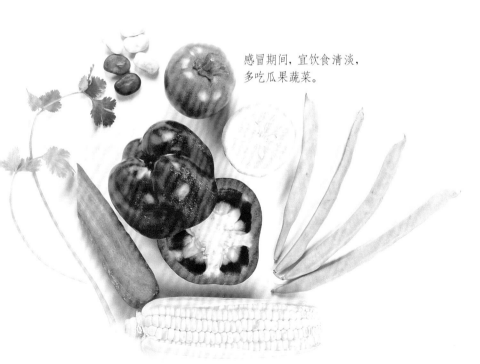

感冒期间，宜饮食清淡，多吃瓜果蔬菜。

不宜在低温环境中哺乳

冬天天气寒冷，新妈妈在室外或其他温度过低的环境中哺乳，宝宝往往会在吸吮乳汁时吸入冷风，最后造成消化不良，而新妈妈也易着凉生病。当然，太高的温度也会使宝宝的食欲减退，心情烦躁。因此，哺乳时最好选择温度适中的环境。

不宜用冷水刷牙

冬天坐月子的新妈妈宜了解正确的刷牙方法，那就是用温水刷牙。冬天坐月子的新妈妈身体较虚弱，正处于调整中，对寒冷刺激较敏感，如果用冷水刷牙，低水温会刺激新妈妈的口腔，而坚硬的牙刷毛对牙体的摩擦损耗及对牙龈的刺激损伤也是不容忽视的。

新妈妈在刷牙时应将牙刷用温水泡软，减少刺激。再则，牙膏中的主要成分是摩擦剂和氟化物，摩擦剂使牙齿干净，氟化物对牙齿起保健作用。研究表明，想让这些有效成分发挥作用的话，最佳水温应在37℃左右。所以，用温水刷牙益处多多。

不宜室内绿色植物过多

大家普遍认为，在屋里放些绿色植物，既美化环境，又可吸收家具、涂料等装修材料中的甲醛，净化空气。在光照适度的时候，室内的绿色植物就像一个天然氧吧，通过光合作用释放氧气。殊不知光照不足时植物则会与新妈妈和宝宝争夺氧气，还会放出二氧化碳。因而室内绿色植物不宜过多，可根据房间大小放置一两盆。

不宜直接吃水果

冬天坐月子一般会比夏天坐月子有食欲，但是吃水果就麻烦多了，因为有的水果较凉，不能直接吃。新妈妈可以在吃水果之前，先放在温水里暖一下，以不冰凉为原则。

不宜被褥过厚

外面寒风刺骨，屋里却是暖洋洋的，所以新妈妈的房间除了做好定时通风外，还要注意被褥不宜过厚，即使冬天被子也应比怀孕后期薄一些。应选用棉质或麻质等轻柔透气的产品，每一两周换洗、暴晒 1 次。

不宜房间湿度太高

室内空气干燥容易使新妈妈口干舌燥、流鼻血、咽痛，但是太湿了也不好，湿度过大会导致皮肤不易排汗，让人感到气闷不畅。新妈妈和宝宝都处于身体虚弱期，一不小心还会感染病菌。所以，室内湿度一般以 50%~60% 为宜。

不宜直接接触凉水

冬天坐月子的新妈妈应避免接触凉水，无论是洗漱还是做家务都应用温水，洗澡的时候水温还可以更高一点。因为产后身体虚弱，而人体温度在 37℃ 左右，直接接触冷水的话人体会感到寒冷，进而产生一系列应激反应，如心跳加快、血压升高、肌肉收缩等。这不但不利于身体恢复，还易引起感冒、发热等疾病，新妈妈应尽量避免。

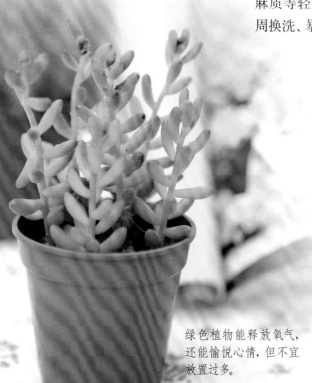

绿色植物能释放氧气，还能愉悦心情，但不宜放置过多。

忌洗澡时浴室过热

新妈妈冬天沐浴，必须避风，浴室宜暖，但洗澡水不能过热，避免洗澡时大汗淋漓，汗出太多易致头晕、胸闷、恶心等。

忌湿发入睡

新妈妈头发洗完后应及时擦干，再用干毛巾包一下，避免湿头发挥发水分带走大量的热量，使头皮血管受到冷刺激后骤然收缩引起头痛。头发未干不要结辫、睡觉。

忌挤压乳房

乳房受外力挤压，会有两大弊端：一是乳房内部软组织易受到挫伤，使内部引起增生等；二是乳房外部形状容易改变，使上耸的双乳下塌、下垂等。所以新妈妈睡觉时最好仰面朝上，尽量不要长期向一个方向侧卧，这样不但易挤压乳房，也容易引起两侧乳房外观不对称。

忌穿过紧的衣服

新妈妈不宜穿过紧的衣服，过紧的衣服不仅让你感觉不舒服，也影响乳房的血液循环，从而影响乳汁的分泌。新妈妈宜选择宽松舒适的棉质衣服。

忌吃隔夜的白菜

白菜味道鲜美，营养丰富，素有"菜中之王"的美称。可是，白菜中含有一定量无毒的硝酸盐，放置时间久后，菜内原有的硝酸盐在硝酸盐还原菌的作用下转化为亚硝酸盐，食用后，易造成机体组织缺氧，甚至中毒而出现青紫等症状。

因此，白菜一定要吃新鲜的，吃多少做多少，尽量不要放置到隔顿来吃。

忌冬天吃辛辣食物

冬天气候干燥，辛辣温燥食物更可助内热，使新妈妈虚火上升，食用后有可能出现口舌生疮、大便秘结或痔疮等症状，也可能通过乳汁使宝宝内热加重。因此产后饮食宜清淡，尤其在产后5~7天之内，不要吃过于油腻和麻辣的食物，例如大蒜、辣椒、胡椒、茴香、酒、韭菜等辛辣温燥食物和调味料。

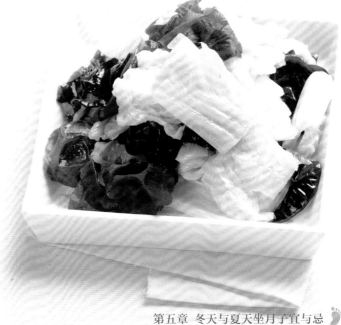

隔夜白菜会产生亚硝酸盐，易使机体组织缺氧，不宜食用。

夏天坐月子

夏天，炎热的天气让新妈妈总是大汗淋漓，防暑成为夏天坐月子的首要任务。此外还要注意健脾开胃，保持身体清洁。

宜少食多餐

夏天因为炎热，新妈妈的胃口容易下降，所以在一日三餐的正常饮食外，可以适当加餐。新妈妈的胃肠功能尚未完全恢复，一次进食过多也会给虚弱的胃肠造成负担，少食多餐则有助于新妈妈胃肠功能的恢复。

宜少吃酸咸食物

产后有些新妈妈出现了乳房下垂，眼皮、脸颊、颌、上臂、腹、腿等肌肉也松弛的情况，很多人认为是给宝宝哺乳的缘故，其实这并不是主要原因，饮食调养不良才是罪魁祸首。产后宜少吃太咸或太酸的食物，由于盐在体内会产生凝固水分或血液的作用，对新妈妈不太适合。而酸类食物虽可减肥，但对产后易疲劳的身体，作用就太强了点，会导致肌肉无力及下垂松弛。所以，如要早日恢复苗条及富有弹性的身段，便要谨慎选择食物。

宜尽量避免外出

新妈妈月子里应尽量避免外出，因为外面人多，容易感染。但是也没有必要天天窝在屋子里，在没有风，而且阳光不强烈的时候，也可以抱着宝宝在阳台上晒晒太阳。

宜荤素搭配

新妈妈不要为了尽早恢复身材而过于偏食素菜，尤其是母乳喂养的新妈妈，要保证每天摄入足够的蛋白质，饮食上荤素搭配，不仅有利于吸收蛋白质，也能起到调节胃肠的作用，可以避免新妈妈受到便秘、母乳不足等困扰。

宜喝新鲜果汁和清汤

夏天天气炎热，产褥期新妈妈除了可以喝些微热的白开水以外，还可以喝适量新鲜的果汁，以消除暑热。饮食方面也宜喝清淡的汤，加些时令蔬菜，不易上火。新鲜果汁和清汤既富含维生素，又富含矿物质，可以促进产后身体恢复，也能满足宝宝的需要。在饮用果汁时要注意避免饮用橙汁类易上火的果汁，可以是柠檬汁、西红柿汁等性味甘平的水果。在制作上要注意现饮现榨，不可久放，宜加些温开水，避免过冷刺激胃肠。

新鲜果汁能消除暑热，还能补充多种维生素。

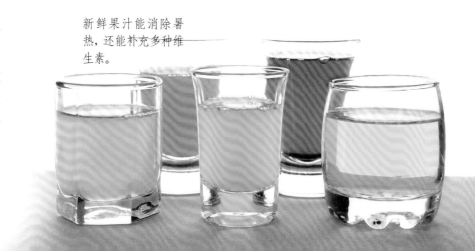

宜少吃西瓜等寒性水果

夏天可能新妈妈最喜欢吃西瓜，但是西瓜是寒性的水果，不可多食。每天吃两三块即可，吃得太多容易拉肚子。

宜常清洁身体

夏季里新妈妈要特别注意保持清洁，因为这是细菌容易滋生的季节。新妈妈可以经常用干毛巾或温热水擦身，勤换棉质内衣，换内衣时要避免吹到冷风。

宜选择开胃的食物

新妈妈刚生完宝宝，体虚内热、爱出汗，又不能开空调、吃冷饮驱暑，食欲自然缺乏。清爽可口、健脾开胃的食物很适合夏季坐月子的新妈妈吃。

宜饮食清淡，忌寒凉

夏天坐月子饮食宜清淡，要多喝水，多吃豆制品和新鲜蔬菜以及适量瓜果。但不能太贪凉，否则会刺激新妈妈虚弱的脾胃，宝宝也会因此而拉肚子。

宜吃紫苋菜开胃口

紫苋菜富含蛋白质，其所含蛋白质比牛奶中的蛋白质更能充分被人体吸收。紫苋菜的钙、铁含量比较多，夏季心烦气闷时，清香可口的紫苋菜粥尤其适合新妈妈补充矿物质。

香浓的菜粥，若配上精制可口的小菜，定能让夏季食欲缺乏的新妈妈胃口大开。

宜谨防中暑

夏天天气炎热，新妈妈们坐月子不能捂得太厉害，可以适当开空调或者吹风扇，把房间温度降下来，但冷气不能对着新妈妈和宝宝吹。同时，妈妈的衣服须透气吸汗，要选择长袖衣、长裤，最好穿一双薄袜子。此外，新妈妈还可以选择喝些淡盐水补充水分。

宜用温水洗手洗脸

夏天也不能直接用自来水洗手洗脸，即便天气再热，也要用温水，以免落下手腕痛的毛病。而且新妈妈常用凉水，还会引起宫寒，出现腹痛、腹胀的问题。

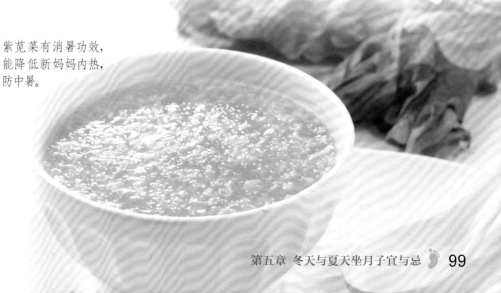

紫苋菜有消暑功效，能降低新妈妈内热，防中暑。

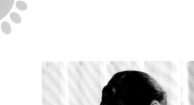
阴雨天宜把衣物熨干。

宜盖薄厚适度的被子

夏天坐月子的新妈妈切记不要捂得太厚，被褥的厚度要适宜，保持舒适、干燥、符合时令，不要捂得满头大汗，使身体失水过多或是产生中暑现象。再则，新妈妈捂得过厚，一会儿将被子掀起一会又盖上，忽冷忽热容易患感冒，不利于身体的恢复。

夏天天热，新妈妈最好准备一块柔软、吸水性强的毛巾，出汗后及时擦拭。湿了的被褥及时换下，在阳光下晾晒，但床的位置最好摆放在阳光不直接照射的地方。

宜穿宽松的纯棉睡衣

夏天坐月子，最舒适的衣服就是纯棉、宽松、薄薄的睡衣裤，不要穿睡裙，那样不方便哺乳。最好多备几套衣服，以方便换洗。两套短袖的，可以在白天换着穿，两套长袖的，可以在晚上换着穿，以方便晚上起来哺乳或者给宝宝换尿布。

宜穿软底拖鞋、棉袜

夏天当然要穿拖鞋，特别是在家里，这是最方便的，那种软底的拖鞋比较舒服些。如果脚怕冷，那就再穿一双薄的纯棉袜。

宜及时烘干衣物

夏季遇到天气不好有连续阴雨的时候或是生活在潮湿的环境里，最好能用熨斗把衣物熨干。这样可以防止衣物因长时间不干滋生细菌。

宜喝鲜藕汁解暑

藕性味甘平，可以清热凉血，生津解渴，如果新妈妈感到烦闷、口干、腹痛，可以用藕自制饮料来解暑。把新鲜的藕洗净，然后用榨汁机榨取藕汁，煮开后放入少量冰糖就可以了。

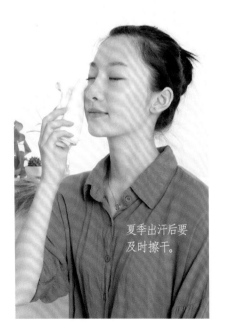
夏季出汗后要及时擦干。

宜重视中暑先兆

口渴、多汗、心悸、恶心、胸闷、四肢无力等症状很可能是中暑的先兆，这时家人要注意帮新妈妈降温防中暑。一旦出现体温升高、面色发红、呼吸急促、脉搏加快甚至出痱子等情况，不要自行处理，最好到医院治疗，以免出现抽搐、昏迷、血压下降等严重后果。

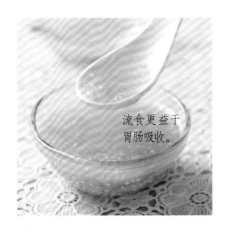

流食更益于胃肠吸收。

宜从流食逐步过渡到正常饮食

产后，新妈妈消化系统的功能需要一段时间才能恢复，而且夏天坐月子的新妈妈更容易产生食欲缺乏等问题，因此，产后几天可以选择一些比较容易消化的食物。可以从粥、面条过渡到稀饭，然后再吃米饭和面食，从流食慢慢过渡到正常的饮食。

宜用蚊帐防蚊虫

夏天坐月子的新妈妈，会遇到恼人的蚊虫叮咬的问题。很多病菌通过蚊虫传播，给新妈妈和宝宝的健康造成很大的威胁，而市面上的防蚊虫产品又多多少少带有毒性，因此蚊帐就成了新妈妈防蚊虫的最佳选择。新妈妈可选择透气性好的蚊帐来应对夏天蚊虫叮咬这一问题。

宜规律作息时间

在酷暑时节，人们最易出现睡眠不足、饮食不佳的情况，而吃好、睡好对新妈妈和宝宝来讲都是不可忽视的。因此，在夏季，新妈妈必须注意，不宜起居无常。作息时间没有规律，对新妈妈和宝宝都是不利的。新妈妈宜在中午适当休息，以消除疲劳，弥补晚上的睡眠不足。

宜多喝温开水解油腻

新妈妈进补过多的肉类食品，胃肠道超负荷运转，容易引起血脂升高，进而引发冠心病、脑血管硬化。因此，新妈妈要减少精制米面、糖果、甜糕点的摄入，以防摄入热量过多。适当多喝水，尤其是多喝温开水，这样可以加快胃肠道的新陈代谢，减轻大量肉类食物对肝脏的危害。

宜适量喝绿豆汤解暑

由于夏天属梅雨季节，暑湿比较大，绿豆汤能消暑解毒，因此最适宜夏天饮用。但是绿豆性凉，因此体质比较好的新妈妈可以喝一些，但体质虚寒的新妈妈就不能天天喝绿豆汤了。

体质虚寒又盲目多喝绿豆汤，会导致腹泻或消化不良，宜控制食用量。

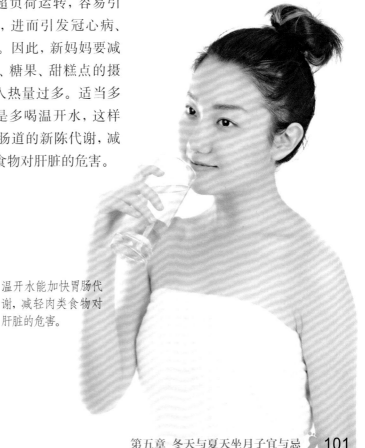

温开水能加快胃肠代谢，减轻肉类食物对肝脏的危害。

不宜使用吹风机

新妈妈身体虚弱，即使是夏天坐月子的新妈妈，洗头后也不要使用吹风机，热风也不可以。最好的方法就是用毛巾擦干。

不宜洗澡贪凉

夏天坐月子的新妈妈，为了身体舒爽可能会用偏凉的水洗澡。这种一时贪凉的行为，往往会带来许多后患。产后触冷会使气血凝滞，以至于恶露不能顺畅排出，导致日后身痛或月经不调。洗澡水的温度应该与体温接近，以37℃左右为宜。

不宜空调开得太低

现在家里一般都有空调或电风扇，温度太高时可以用，只要不对着新妈妈和宝宝的身体吹即可。最好室内温度保持在26~28℃。如果是晚上，则可以再适当调高些，若晚上温度适宜，也可以不开空调，只要开窗通风就可以，但是也不要形成对流。

不宜用蚊香

蚊香燃烧产生有害物质蚊香烟，里面含有超细微粒，一盘蚊香释放出的微粒与烧4~6包香烟的量相同。而蚊香燃烧的烟里所含的超细微粒一旦被人们吸进肺里，短期内可能引发哮喘，出现呼吸困难、头痛、眼睛痛、窒息、反胃等现象。体质虚弱的新妈妈和宝宝房间里不宜使用蚊香。

不宜吃冷饮

炎热的夏天，如果来一杯冷饮、一块雪糕或者冰镇西瓜，无疑会使人顿时感到清凉不少。但是作为刚刚分娩的新妈妈，这些东西还不能吃，容易导致脾胃消化吸收功能障碍，不利于气血的充实、恶露的排出和瘀血的祛除。

在夏天坐月子时，新妈妈如果出汗多、口渴，可以食用绿豆汤、圣女果，也可吃些水果消暑，对雪糕、冰淇淋、冰冻饮料等还是要敬而远之。

圣女果酸甜可口，适合夏季食用。

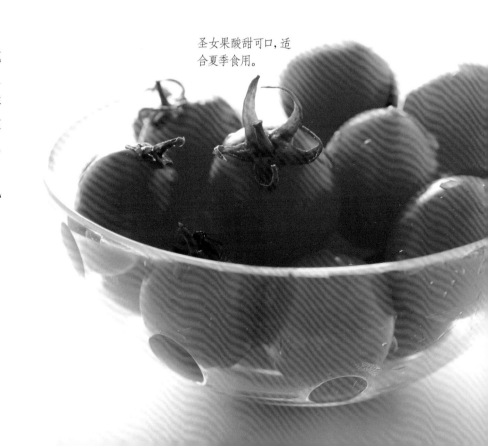

不宜长时间待在空调房里

由于空调房密闭，空调使房间湿度降低，空气质量下降，适合细菌、病毒繁殖，容易使人感到头昏、疲倦、心烦气躁，因此，新妈妈最好还是少待在空调房里。

即使使用空调，也要经常开窗换气，以确保室内外空气的对流交换。一般空调开机 1~3 小时后关机，然后打开窗户将室内空气排出，使室外新鲜空气进入。

不宜用杀虫剂

夏天多蚊虫，给坐月子的新妈妈造成一定困扰，然而新妈妈要慎用杀虫剂。无论是喷雾剂、液体油剂，还是蚊香片，它们的有效成分主要是一种叫作拟除虫菊酯类的化学成分，此外还会加入一些氯仿、苯、乙醚等作为溶剂，这些化学成分可以通过消化道、呼吸道吸收，并有一定的毒性，如果长期过量接触会有致癌风险。

不宜使用美白产品

夏天坐月子的新妈妈，往往也想选用美白淡斑的产品。坐月子期间使用的化妆品，虽然不像孕期那么严格，但美白产品往往含有铅或汞，不宜使用，最好选用纯天然的化妆品。

忌不重视防晒

在阳光明媚、气温较高、无风的夏季午后，新妈妈完全可以到户外接受阳光浴，这时可以选择半袖衫和长裤，适当地裸露一些肌肤，有助于接受紫外线照射，使体内产生维生素 D，促进钙的吸收。但是新妈妈一定要防止暴晒，尤其是面部，最好戴个遮阳帽，既可以防止晒伤，也能挡风。

忌一味"捂"月子导致中暑

传统观念认为，坐月子应该"捂"，意思就是要多穿、多盖，避免受风着凉。这种说法有一定的道理，因为产后新妈妈的身体比较虚弱，免疫力降低，与正常人相比更容易生病，因此要多加小心。但如果天气过于炎热的话，也要根据自身情况适当减少衣物，千万不要一味地"捂"，导致中暑。

夏季细菌多，更应选择适当时机开窗通气。

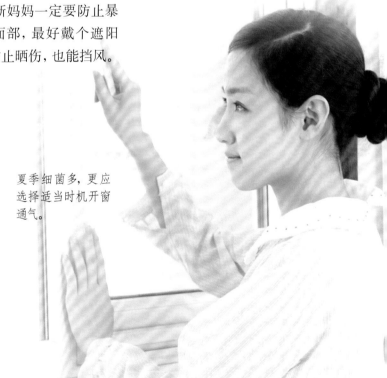

忌使用有抗衰老功效的化妆品

有抗衰老功效的化妆品中含有大量的雌激素，新妈妈用后会使化妆品转移到宝宝的皮肤上。长期使用会积存在宝宝体内，引起宝宝性早熟或性发育异常。

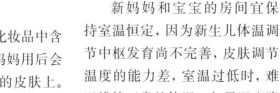

抗衰老化妆品中含雌性激素，哺乳妈妈就不要使用了。

忌室温变化太大

新妈妈和宝宝的房间宜保持室温恒定，因为新生儿体温调节中枢发育尚不完善，皮肤调节温度的能力差，室温过低时，难以维持正常的体温。如果温度降到15℃以下，易发生新生儿硬肿症。室温过高时，新生儿又易发生脱水热。新生儿的体温随外界温度的变化而升降，因此新妈妈和宝宝的房间宜尽量保持恒定的温度。

忌过多服用营养品

新妈妈最好以天然食物为主，不要过多服用营养品。目前，市场上有很多保健食品，有些人认为分娩让新妈妈大伤元气，要多吃些保健品补一补。这种想法是不对的，月子里应该以天然绿色的食物为主，尽量少食用或不食用人工合成的各种补品。

忌使用麻将席

夏天坐月子的新妈妈，如果感觉太热无法入睡，可以选择使用草席，但千万不能使用麻将席。麻将席属于竹编工艺，过于凉爽，体质虚弱的新妈妈不适合使用。

另外，给新妈妈使用草席一定要事先擦洗干净，并在阳光下晾晒数小时，祛除草席中的螨虫等对人体有害的致病菌。使用草席时最好在上面铺一条棉质床单，不阻挡凉意，而且干燥舒适。

忌不盖东西睡觉

夏天天热，室内闷热难耐，有些新妈妈干脆不盖任何东西睡觉，这是错误的。因为人睡着后极易着凉，特别是腹部，如果睡的时间长，还会引起感冒。所以即使天气再热，也要在身上搭一个薄单子，至少应该把肚子盖住，以免引起腹泻、腹痛。

忌房间潮湿积水

蚊虫多在潮湿的环境中滋生，因此新妈妈的房间、卫生间等处，以及室内摆放的花盆要保持干燥，不要有积水，避免给蚊虫繁殖创造环境。蚊虫咬人又痛又痒不说，还会传播一些流行性疾病，不利于新妈妈和宝宝的健康，应该严防。

忌菜品长期使用料酒

刚刚分娩后，新妈妈的月子餐里加些料酒烹调，可以帮助排出恶露。但如果恶露已经排尽，就不要再用料酒，特别是在夏天，因为料酒不利于子宫收缩。

忌忽视产褥中暑

新妈妈出现产褥中暑时应及时采取措施。如不及时抢救，病情则会进一步恶化。若体温升至40℃以上，新妈妈面色潮红及皮肤干燥，出现呕吐、腹泻、昏迷、面色苍白、脉搏加速、血压下降及瞳孔缩小，甚至出现呼吸衰竭，即使抢救脱险，也可能因中枢神经系统严重损害而留下后遗症。

忌夏季过量喝红糖水

红糖具有益气养血、健脾暖胃、驱散风寒、活血化瘀的功效，可以帮助新妈妈补充碳水化合物和补血，促进恶露排出，有利于子宫复位。但夏天月子里的新妈妈过多饮用不仅会损坏牙齿，还会导致出汗过多，使身体更加虚弱，甚至引起中暑。另外，红糖水喝得过多会增加恶露中的血量，造成新妈妈继续失血，反而引起贫血。产后喝红糖水的时间，以 7~10 天为宜。

忌洗完澡立即出浴室

由于天气炎热，新妈妈可能会一天冲几个澡。新妈妈们都有这样的感受，刚洗完澡，把身体擦半干，出浴室后感觉特别凉爽。这是由于风吹到你的身上，加快了皮肤上水分的蒸发，所以感到凉快。这样做虽然凉快，但极易引起感冒，而且新妈妈抵抗力低，患感冒的概率更高。所以洗完澡后应把身体擦干，穿好衣服再出浴室。

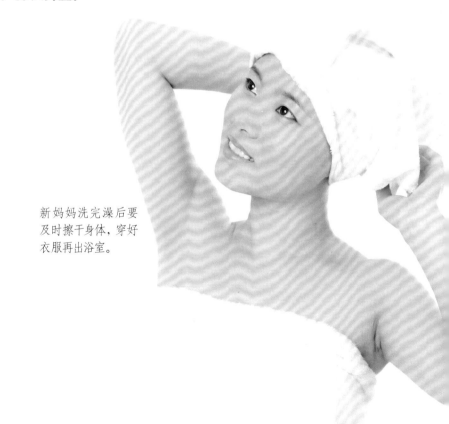

新妈妈洗完澡后要及时擦干身体，穿好衣服再出浴室。

第六章
坐月子吃什么宜与忌

身体刚刚经历了一场"革命"，新妈妈变得异常虚弱，急需通过饮食调理，将身体损耗的能量从饮食上补回来。除了恢复自身体能，新妈妈还要给宝宝提供丰富充足的营养。老传统更让新妈妈顾虑重重，吃什么、怎么吃成了月子里最大的学问。本章为你完全解读月子饮食宜与忌，让你在月子期间吃得放心，吃得科学。

坐月子第1周

身体刚刚经历了一场"革命"，新妈妈感到身体虚弱，没有食欲，恶露不断。本周宜吃些清淡、开胃、排恶露的食物，不宜大补。

宜以开胃为主

产后第1周，新妈妈会感觉身体虚弱、胃口较差，因为新妈妈的胃肠功能还没有恢复，此时可以吃些清淡的食物，如鱼、鸡、时鲜蔬菜、柚子、苹果、橘子等。这周，进补不是主要目的，饮食要易于消化、吸收以利于胃肠功能的恢复，比如鲫鱼汤、排骨汤、鸡汤、菠萝鸡片、茄汁肉末等。主食可以吃些馒头、龙须面、米饭等。

宜喝清淡汤品

新妈妈的乳腺管大多还未完全畅通，产后前两三天不要急着喝催乳的汤，不然涨奶期可能会很疼痛，也容易得乳腺炎等疾病。新妈妈可喝些蛋汤、鱼汤等较为清淡的汤品。

宜喝生化汤排毒

生化汤具有活血化瘀、温经止痛的功效，主要用于产后血瘀腹痛及恶露不行，或行而不畅等症。现代医学研究也认为，生化汤具有促进产后乳汁分泌、调节子宫收缩、减少因子宫收缩造成的腹痛，以及防止产褥感染等作用。

因此，产后新妈妈可以适当食用生化汤。需要注意的是，生化汤药性偏温，出现热症的新妈妈则不宜服用生化汤。所以，不分寒热虚实，盲目服用生化汤的做法，不宜提倡。

宜多吃蔬菜、水果

新鲜蔬菜和水果中富含维生素、矿物质、果胶及足量的膳食纤维，海藻类还可提供适量的碘。这些食物既可增加食欲、防止便秘、促进乳汁分泌，还可为新妈妈提供必需的营养素。

因而，产后禁吃或少吃蔬菜水果的错误观念应该纠正。

果蔬也有促进乳汁分泌的作用。

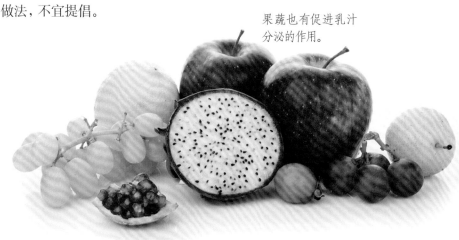

宜根据体质进补

坐月子进补不能盲目进行，应讲究科学性，如按体质进补就是产后进补的一个重要原则。体质较好、体形偏胖的新妈妈，月子期间应减少肉类的摄取，肉和蔬果的摄取比例宜维持在2∶8左右；体质较差、体形偏瘦的新妈妈，可根据情况将这个比例调整到4∶6左右；患有高血压、糖尿病的新妈妈则应多食用蔬果、瘦肉等低热量、高营养的食物。

相反，如果不根据新妈妈的不同体质而盲目进补，会对新妈妈身体造成不良影响，进而会影响到宝宝。

宜产后3天开始喝催乳汤

为了尽快下乳，许多新妈妈产后都有喝催乳汤的习惯。但是，产后什么时候开始喝催乳汤和喝多少催乳汤都是有讲究的。过早喝催乳汤，乳汁下来过快过多，新生儿又吃不了那么多，容易造成浪费，还会使新妈妈乳腺管堵塞而出现乳房胀痛。若喝催乳汤过迟，乳汁下来过慢过少，也会使新妈妈因无奶而心情紧张，泌乳量会进一步减少，形成恶性循环。一般宜在分娩后的第3天开始给新妈妈喝鲤鱼汤、猪蹄汤等下乳的食物。

宜早餐前半小时喝温开水

人体在一晚上的睡眠以后，流失了大量的水分，尤其是哺乳期妈妈，晚上要照顾宝宝哺乳，除了晨起喝水以外，早餐前饮水也是非常重要的。

哺乳妈妈早餐前半小时喝一杯温开水，不仅可以润滑胃肠，让消化液得到足够分泌，刺激胃肠蠕动，防止哺乳期妈妈发生痔疮和便秘，还可以促进泌乳量。但哺乳妈妈最好不要喝饮料，否则不仅不能有效补充体内缺少的水分，还会增加身体对水的需求，造成体内缺水。

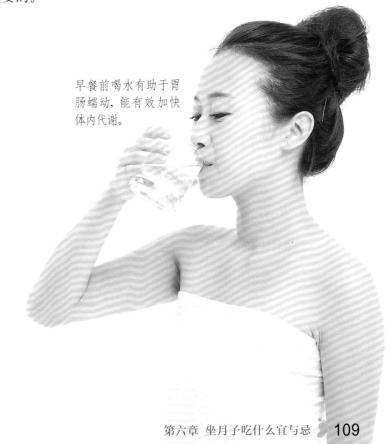

早餐前喝水有助于胃肠蠕动，能有效加快体内代谢。

宜饭后半小时吃水果

许多人都有饭后马上吃水果的习惯，一些新妈妈也不例外。然而，饭后马上吃水果或甜食，容易中断、阻碍消化过程，使胃内食物腐烂，被细菌分解成酒精及醋等一类的东西，产生气体，有碍于营养物质的进一步消化吸收。因此，水果应在饭后半小时吃为宜。

饭后立即吃水果会阻碍胃肠消化，最好半小时后再吃。

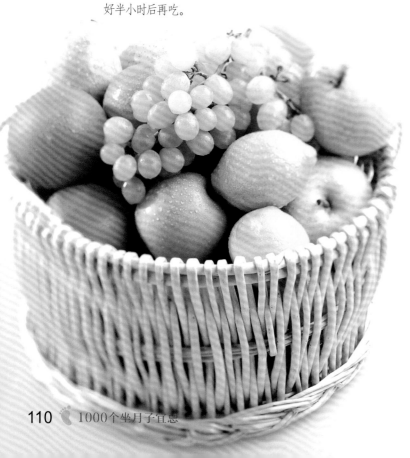

宜吃蛋白质、维生素丰富的食物

蛋白质及胶原蛋白，能促进伤口愈合，减少感染几率。含蛋白质丰富的食物有各种瘦肉、牛奶、蛋类等。

维生素A能够逆转皮质类固醇对伤口愈合的抑制作用，促进伤口愈合，它主要存在于鱼油、胡萝卜、西红柿等食物中。

维生素C可以促进胶原蛋白的合成，促使伤口愈合，它主要存在于各种蔬菜、水果中。

宜吃鲫鱼排恶露

恶露的排出与子宫的收缩力密切相关。鱼类，尤其是鲫鱼，富含丰富的蛋白质，可以提高子宫的收缩力。而且，鲫鱼还具有催乳作用，传统汤品"当归鲫鱼汤"是开乳的首选汤品。

宜吃香油猪肝汤

香油又叫麻油，含有丰富的不饱和脂肪酸，能够促使子宫收缩和恶露排出，帮助子宫尽快复原，同时还具有软便作用，避免新妈妈发生便秘之苦。猪肝含丰富的维生素B_1及铁。宝宝缺铁易发生缺铁性贫血，从而影响智力发育，哺乳妈妈及时补铁可防止宝宝身体内的储铁不足。

宜吃煮蛋和蒸蛋

煮鸡蛋、蛋羹、蛋花汤是不错的食用方法，既能杀死细菌，又能使蛋白适当受热变软，易与胃液混合，有助于消化，是脾胃虚弱的产后新妈妈的补益佳品。

如果产后新妈妈便秘，可以在鸡蛋羹中淋入一些香油，会有良好疗效。但食用时须注意，过量食用会导致消化不良，一般以每天不超过2个鸡蛋为宜。

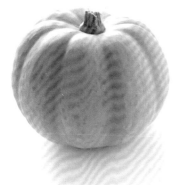
南瓜可清毒素。

宜吃南瓜清毒素

南瓜内的果胶有很好的吸附性，能黏结和消除体内细菌毒素，可以帮助新妈妈清除体内的毒素。南瓜还含有丰富的钴，钴能活跃人体的新陈代谢，促进身体造血功能，对新妈妈产后恢复十分有利。

宜吃公鸡帮泌乳

分娩后体内的雌激素、孕激素水平降低，有利于乳汁形成。但母鸡的卵巢和蛋衣中却含有一定量雌激素，会影响乳汁分泌。而公鸡的睾丸中含有雄激素，可以对抗雌激素，和肉一起炖成汤无疑会促使乳汁分泌。而且，公鸡的脂肪较少，新妈妈吃了不容易发胖，也不容易引起宝宝腹泻。

宜喝牛奶补钙质

新妈妈适当喝奶有助于保持母乳中钙含量的相对稳定。如果新妈妈膳食中钙摄入不足，则会动用新妈妈骨骼中的钙质。牛奶含钙丰富，应当多吃一些。纯母乳喂养时新妈妈还要适当补充钙剂，如氨基酸钙、葡萄糖酸钙等都可以。

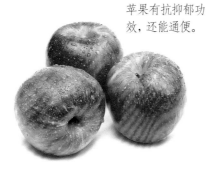
苹果有抗抑郁功效，还能通便。

宜吃苹果缓解疲劳

产后新妈妈一般会进食很多蛋白质类食物，使新妈妈成为酸性体质，容易感到疲累。苹果中的多糖、钾离子、果胶等物质可以中和这些酸性体液，缓解新妈妈的疲劳，从而能更好地照顾宝宝。

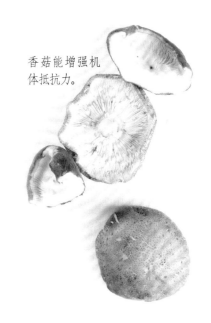
香菇能增强机体抵抗力。

宜吃香菇增强免疫力

香菇中含有多种维生素、矿物质和香菇多糖，对促进人体新陈代谢、提高机体适应力和免疫力有很大作用。产后的新妈妈急需适应身体新的变化和环境改变，加强自己抵御病菌的能力，香菇可助新妈妈一臂之力。

宜吃鲤鱼健脾开胃

鲤鱼的蛋白质不但含量高，而且质量也佳，人体消化吸收率可达96%，鲤鱼还可健脾开胃、消水肿、利小便、通乳，是新妈妈产后开胃的上选。

不宜产后大补

新妈妈产后大补容易导致肥胖，使体内糖和脂肪代谢失调，引发各种疾病。此外，营养太丰富，必然使奶水中的脂肪含量增多，若被宝宝吸收也易造成肥胖；若宝宝消化能力较差，不能充分吸收，就会出现脂肪泻，长期慢性腹泻，还会造成宝宝营养不良。所以，此阶段清淡、易消化而又营养丰富的各类粥是新妈妈的饮食好伙伴。

不宜着急喝老母鸡汤

产后特别是剖宫产后，新妈妈的胃肠功能还未恢复，不能吃过于油腻的食物。老母鸡、蹄髈等食物脂肪含量较高，不适合产后马上吃。产后体虚是因为分娩过程中新妈妈的体力消耗过大，分娩后又要哺乳引起的。这时，新妈妈可进食一些易消化的流质或半流质食物，如虾仁煨面、红薯稀饭等。

不宜过早喝催乳汤

从分娩到产奶中间有一个环节，就是要让乳腺管全部畅通。如果乳腺管没有全部畅通，而新妈妈又喝了许多催乳汤，那么分泌出的乳汁就会堵在乳腺管内，严重的还会引起新妈妈发热。所以，要想产后早产奶，一定要让新生儿早早吮吸新妈妈的乳房，刺激新妈妈的乳腺管多泌乳。待乳腺管全部畅通后，一般在产后三四天开始喝些清淡少油的汤，如鲫鱼豆腐汤、黄鳝汤等，对新妈妈下乳会有所帮助。

不宜食用生冷硬的食物

新妈妈产后体质较弱，抵抗力差，容易引起胃肠炎等消化道疾病，所以产后第 1 周尽量不要食用寒性的水果，如西瓜、梨等。过硬的食物也不宜吃，对牙齿不好，也不利于消化吸收。

营养易消化的粥更利于新妈妈，既能补充营养，又能提升食欲。

不宜多吃鸡蛋

鸡蛋里富含蛋白质，成为许多新妈妈的首选补品，但鸡蛋吃得过多不仅不利于蛋白质的吸收，而且会增加胃肠的负担，影响其他各种食物的摄取，造成营养摄取不均衡，不利于新妈妈的身体康复和乳汁分泌。根据国家相关营养标准规定，孕妈妈和新妈妈每天需要蛋白质100克左右。因此，每天吃一两个鸡蛋就足够了。

不宜多喝红糖水

习惯上认为红糖水在产后喝比较补养身体，比如可以帮新妈妈补血和补充碳水化合物，还能促进恶露排出和子宫复位等，但并不是喝得越久越好。因为过多饮用红糖水，会损坏新妈妈的牙齿，夏天会导致出汗过多，使身体更加虚弱。喝得太多还会增加恶露中的血量，从而引起贫血。产后喝红糖水的时间，以7~10天为宜。

不宜剖宫产后吃得太饱

剖宫产手术时肠道不免要受到刺激，胃肠道正常功能被抑制，肠蠕动相对减慢。若多食会使肠内代谢物增多，在肠道滞留时间延长，这不仅可造成便秘，而且产气增多、腹压增高，不利于新妈妈康复。

不宜过早吃醪糟蒸蛋

鸡蛋配醪糟是一道传统的民间增乳食品，营养、口感都很好。鸡蛋中含有人体必需的18种氨基酸，而且配比恰当，吸收率达95%。但醪糟蒸蛋有活血作用，新妈妈最好在恶露干净、伤口愈合后再吃，不然会刺激子宫，引起出血。

不宜用豆制品替换牛奶

有些新妈妈不喜欢牛奶的味道，不愿意喝牛奶，认为豆制品营养也很丰富，就用豆制品来代替牛奶。其实这种做法是不科学的。

首先大豆里含的钙量有限，另外豆制品的浓度也是问题，所以钙量不好计算。虽然鼓励新妈妈吃豆制品，但是不鼓励用豆制品替换牛奶。牛奶一定要喝够，不仅可以补钙，而且可以补充蛋白质。

牛奶不能以豆浆替代，其丰富的含钙量是豆浆无法比拟的。

不宜天天喝浓汤

产后不宜天天喝浓汤，即脂肪含量很高的汤，如猪蹄汤、鸡汤等。因为过多的高脂食物不仅让新妈妈身体发胖，也会导致宝宝很难吸收，从而消化不良。

比较适宜的汤是富含蛋白质、维生素、钙、磷、铁、锌等营养素的清汤，如瘦肉汤、蔬菜汤、蛋花汤、鲜鱼汤等。而且要保证汤和肉一块儿吃，这样才能真正摄取到营养。

不宜只喝小米粥

老一辈有一种月子习惯，就是分娩之后只能以小米粥为主食，一连喝好几周。小米粥很有营养，特别适合新妈妈在月子期间食用，但是也不能只以小米粥为主食，而忽视了其他营养成分的摄入。刚分娩后的几天可以以小米粥等流质食物为主，但当新妈妈的胃肠功能恢复之后，就需要及时均衡地补充多种营养成分了，否则可能会营养不良。

不宜多喝酒

一般而言，少量的酒可促进新妈妈的乳汁分泌，对宝宝也无影响。但如果过量，则会抑制乳汁分泌，也会影响子宫收缩，还会影响宝宝运动系统的发育，使孩子长大后动作比别的孩子迟缓。

不宜喝浓茶

哺乳期间新妈妈不能喝浓茶。因为茶中的鞣酸被胃黏膜吸收，进入血液循环后，会产生收敛的作用，从而抑制乳腺的分泌，造成乳汁的分泌障碍。

不宜在伤口愈合前多吃鱼

鱼类是新妈妈很好的进补食品，而且有利于下乳。但剖宫产或侧切的新妈妈不宜过多食用，因为鱼类特别是海产鱼类体内含有丰富的有机酸物质，会抑制血小板凝集，对术后止血与创口愈合不利。

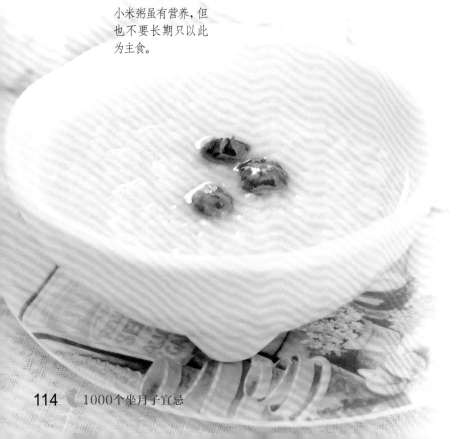

小米粥虽有营养，但也不要长期只以此为主食。

忌吃寒凉性食物

由于分娩消耗大量体力，产后新妈妈体质大多是虚寒的。中医主张月子里的饮食要以温补为主，忌食寒凉食物，否则易伤脾胃，使得产后气血不足难以恢复。须注意，寒凉性食物不仅包括物理意义上冷的食物，如冷饮和冰箱食物等，还包括物性寒凉的食物，如肉禽海鲜类食物，包括螃蟹、蛤蜊、田螺等；水果类食物，包括柿子、柿饼、猕猴桃、西瓜等；蔬菜类食物，包括马齿苋、空心菜、木耳菜、莼菜、草菇、苦瓜等。

忌吃冷饭

有的新妈妈喜欢吃冷饭，这种饮食习惯在月子期非常不好。胃是人体的重要器官，脾胃好体质才会好。产后新妈妈身体虚弱，消化能力减弱，而冷饭又易损伤脾胃，影响消化功能；再则，中医认为"热行寒滞"，生冷之物易致瘀血滞留，进而引起产后腹痛、恶露不行等疾病。所以有这种习惯的产后新妈妈还是暂时忌吃冷饭吧。

忌剖宫产后 6 小时内进食

产妇剖宫产手术后，由于肠管受到刺激而使肠道功能受损，肠蠕动减慢，肠腔内有积气，术后易有腹胀感。剖宫产术后 6 小时内应禁食，待术后 6 小时后，可以喝一点开水，刺激肠蠕动，等到排气后，才可进食。

刚开始进食的时候，应选择流质食物，然后由流质食物向固体食物渐进。

在可以进食流质食物的时候，新妈妈可适当喝些红糖水。红糖含有铁元素和其他多种微量元素，能够促进废物排出，防治尿失禁。但要注意慢饮，以防加快排汗。

忌边吃饭边喝汤

边吃饭边喝汤的最大问题是，冲淡食物消化所需要的胃酸。所以新妈妈最忌边吃饭边喝汤，或食用汤泡饭或饭后喝汤，这都容易妨碍正常消化，应先喝汤再吃饭菜。

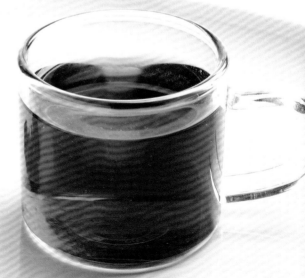

红糖水具有温补、提升血气的功效，但要适量饮用。

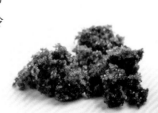

坐月子第2周

身体疼痛感减轻了，恶露也没有上周多，宝宝在旁边嗷嗷待哺，本周可以开始尝试多样的饮食，并以补血益气、通乳的食物为主。少食寒凉食物，避免食用影响乳汁分泌的麦芽等。

宜保持饮食多样化

新妈妈产后身体的恢复和宝宝营养的摄取均需要大量各类营养成分，因而新妈妈千万不要偏食，粗粮和细粮都要吃，不能只吃精米精面，还要搭配杂粮，如小米、燕麦、玉米粉、糙米、红小豆、绿豆等。这样既可保证各种营养的摄取，还可与蛋白质起到互补的作用，提高食物的营养价值，对新妈妈身体的恢复很有益处。

宜吃桂圆补体虚

桂圆是产后补虚的最佳食物。月子里吃桂圆可以起到补虚、补血、补气、止汗暖宫的作用。龙眼是桂圆的鲜品，也有同样的作用。此外，还有一些对补虚有特效的食物，如小米、红糖、鸡蛋、猪油、米酒、红枣、羊肉、海参、猪瘦肉、牛肉、蜂王浆、乳鸽、枸杞子、莲子、山药等，出汗太多时可以适当食用。

宜吃鱼虾等补充体力

产后的第2周，新妈妈看护宝宝的工作量增加，体力消耗较前一周大，伤口开始愈合，饮食上应注意大量补充优质蛋白质，最好以鱼、虾、蛋、豆制品、排骨、瘦肉类为主。本周食谱还应多注意口味方面的调节，防止新妈妈厌食，可多做些咸鲜口味的，如红焖虾等。

宜吃红小豆消水肿

产后的新妈妈总是觉得自己的身体有点"虚胖"，红小豆就可以帮助新妈妈消除肿胀感。新妈妈可以喝些花生红小豆汤，排出身体里多余的水分，这样会使身体更轻松，也会让心情变得更舒畅，像是甩掉了身上一个大水袋。

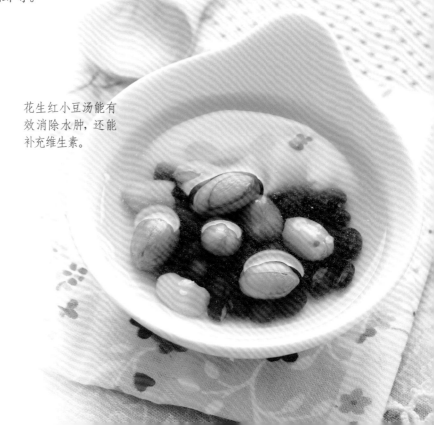

花生红小豆汤能有效消除水肿，还能补充维生素。

宜吃芝麻滋肾养血

芝麻性味甘平，具有滋养肝肾、养血的作用。芝麻中含有丰富的不饱和脂肪酸，非常有利于宝宝大脑的发育。产后的新妈妈多吃些芝麻，通过乳汁可以使宝宝吸收到更多的营养成分。

宜吃核桃健脑益智

核桃是世界四大坚果之一，具有丰富的营养，含有各种营养素及钠、镁、锰、铜、硒等多种矿物质，有健脑益智、延年益寿之功，属高级滋补品。此外，核桃仁含有大量维生素E和亚麻油酸，有润肌肤、乌发的作用。当感到疲劳时，新妈妈可以嚼些核桃仁，还有缓解疲劳和压力的作用。

宜吃银耳助产后排毒

银耳具有补肾、润肠、益胃、补气、强心的功效。银耳富含天然特性胶质，且具有滋阴作用，还有祛除脸部黄褐斑、雀斑的功效。银耳还是一种富含膳食纤维的减肥食品，它的膳食纤维可帮助胃肠蠕动，减少脂肪吸收，对于产后便秘的新妈妈会有一定的帮助作用。

宜循序渐进催乳

新妈妈产后的食疗，应根据生理变化特点循序渐进，不宜操之过急。尤其是刚刚生产后，胃肠功能尚未恢复，乳腺才开始分泌乳汁，乳腺管还不够通畅，不宜食用大量油腻催乳食品。在烹调中用煎炸，多取易消化的带汤的炖菜；食物要以清淡为宜，遵循"产前宜清，产后宜温"的传统；少食寒凉食物，避免进食影响乳汁分泌的麦芽等。

宜吃猪蹄美肤又催乳

猪蹄中含有丰富的大分子胶原蛋白质，对皮肤具有特殊的营养作用，可促进皮肤细胞吸收和贮存水分，防止皮肤干瘪起皱，使皮肤细润饱满、平整光滑。猪蹄茭白汤是传统的产后催乳佳品。

猪蹄汤是催乳佳品，且能令新妈妈皮肤细润饱满。

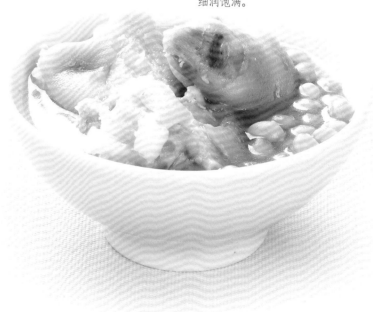

宜吃玉米促进新陈代谢

玉米中大量的膳食纤维可以加强肠壁蠕动，促使人体内废物的排泄，有利于身体新陈代谢。它还富含谷氨酸等多种人体所需的氨基酸，可以帮助新妈妈增强体力和耐力，预防产后贫血。

宜喝芪归炖鸡汤

当归、黄芪炖小母鸡汤有利于产后子宫复原及恶露排出，较之单食小母鸡汤作用要强，能够促进新妈妈早日康复，同时还可用于产后腹痛、恶露不止等症。一定要选小母鸡，不可选老母鸡。传统观念里，炖老母鸡是月子里的滋补佳品，其实老母鸡含有大量雌激素，吃了会抑制乳汁的分泌，而且老母鸡脂肪含量高，有高血压的新妈妈应慎用。

宜吃海产品补碘

含碘丰富的食物主要是海产品，如海带、海藻、紫菜等，哺乳妈妈可多食用。缺碘地区的哺乳妈妈除了在饮食中注意补碘外，还应坚持食用加碘盐，加强补充碘。

宜清淡饮食防水肿

当人体内的水分失去了正常的代谢功能，就会造成脸部、头部、四肢或全身的水肿现象。传统的坐月子观念认为产后水肿是因为产后退水不够干净，或是吃了含盐分的食物所致，所以严禁新妈妈喝水。西医主张不必严格限水，但是食物要清淡，不可太咸，同时补品也不要吃太多，以免加重肾脏负担而发生水肿。再则避免吃容易造成水肿的食物，如生菜；食用脂肪较少的肉类或鱼类；少喝一点水，尤其是睡前。

宜多吃豆制品

豆制品已被世界公认为健身益智的最佳食品，它不但味道鲜美，而且对大脑发育有着特殊功能。大豆就是我们平时所说的黄豆，它所含的蛋白质很高，比鸡蛋高3.5倍，比牛肉高2倍，比牛奶高1.3倍；更主要的是，大豆本身含有人体所必需的而又不能在体内合成的多种氨基酸。所以，哺乳妈妈要多吃豆制品，这能够促进宝宝脑细胞内部结构的旺盛生长，从而提高宝宝的智力。

宜吃绿色蔬菜补镁

镁是叶绿素中的主要成分，因此，哺乳妈妈在日常饮食中要经常进食绿色蔬菜。此外，海产品、牛肉、猪肉、瓜果以及花生、芝麻、大豆等都要多吃；同时，在烹饪时尽可能多地用粗制海盐，因为盐在加工过程中会失去大量镁元素。

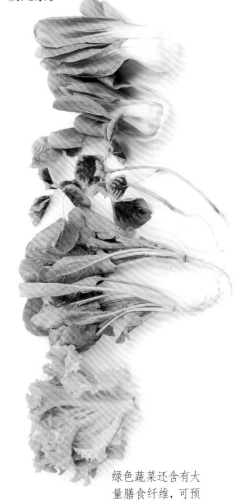

绿色蔬菜还含有大量膳食纤维，可预防便秘。

宜吃动物肝脏来补铜

铜能维持神经系统的正常功能，并参与多种物质代谢的关键酶的功能发挥，哺乳妈妈要注意合理摄取铜。含铜丰富的食物首推动物肝脏，其次是猪肉、芝麻、荠菜、大豆、龙须菜、芋头、油菜、茴香等。

宜荤素搭配补锰

锰也是宝宝健康发育的重要元素。含锰较多的食物有核桃、榛子、胡萝卜、菠菜等。需要注意的是，植物性食物中的锰元素，人体吸收及利用率不高，而动物性食物如鱼、肉、蛋、奶等，其锰含量虽不高，但易被人体吸收和利用。因此，在平时饮食中要注意荤素搭配。

宜干稀搭配

新妈妈的月子餐应做到干稀搭配。干者可保证营养的充分供给，稀者则可提供足够的水分。乳汁中含有大量水分，新妈妈摄入充足的水分有利于乳汁的分泌。另外，新妈妈产后失血，也需要水分来促进身体健康。同时，饮用较多水分，还能防止产后便秘。

宜适量喝点葡萄酒

专家认为，优质的红葡萄酒中含有丰富的铁，对女性非常有好处，可以起到补血的作用，使脸色变得红润。同时，女性在怀孕时体内脂肪的含量会有很大的增加，产后喝一些葡萄酒，其中的抗氧化剂可以防止脂肪的氧化堆积，对身体的恢复很有帮助。

葡萄酒中的酒精含量并不高，只要不是酒精过敏体质的人，一天喝一小杯（大约50毫升）是没有问题的。哺乳期的新妈妈尽量每次在哺乳后喝，对新生儿不会有影响，但注意千万不要多喝。

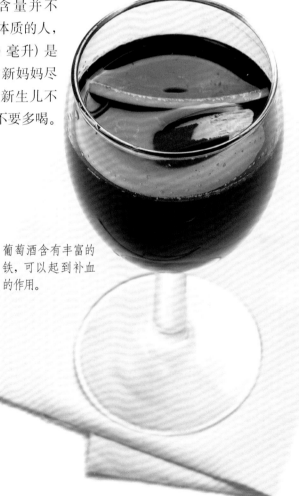

葡萄酒含有丰富的铁，可以起到补血的作用。

宜每天摄入适量水分

水分是乳汁中最多的成分，新生宝宝也要依靠新妈妈的乳汁来补充水。哺乳妈妈饮水量不足时，就会使乳汁分泌量减少。由于产后新妈妈的基础代谢较高，出汗再加上乳汁分泌，需水量高于一般人，故应多喝水，每天要喝6~10杯水，每杯250毫升。

宜吃优质蛋白助泌乳

新妈妈们要想改善奶水不足这种状况，就要摄入更多的营养，特别是优质蛋白，因为蛋白质对乳汁的分泌有很大的助益。一些中西药虽有催乳功效，但营养作用不大，甚至会有副作用。所以，新妈妈缺奶时，应以饮食为主来催乳。足量、优质的蛋白质摄入对哺乳期妈妈和宝宝都非常重要，新妈妈每餐应增加摄取优质蛋白质20克，达到每日85克。鱼、禽、蛋、瘦肉、大豆类食物是优质蛋白质的最好来源。

宜在用药前咨询医生

对哺乳妈妈来说，虽然大部分药物在一般剂量下，都不会让宝宝受到影响，但仍建议哺乳妈妈在需要服药前，主动告诉医生自己正在哺乳期，以便医生开出适合服用的药物，并选择药效时间较短的药物，使得进入乳汁的药量最少。另外，新妈妈如果在喂了宝宝母乳后服药，应等到下次乳汁内药物浓度达到最低时再喂宝宝，这样宝宝才会更加安全。

宜多吃补血食物

进入月子的第2周，新妈妈的伤口基本上愈合了，胃口也明显好转。从第2周开始，新妈妈可以尽量吃一些补血食物，以调理气血，促进内脏收缩，如猪心、红枣、猪蹄、红衣花生、枸杞子等。

宜饭后睡前吃香蕉

香蕉对失眠或情绪紧张有一定的疗效，因为香蕉具有安抚神经的作用，因此在产后妈妈吃点香蕉，可起到镇静作用。新妈妈拥有稳定的情绪才会与宝宝建立起良好的母婴关系。

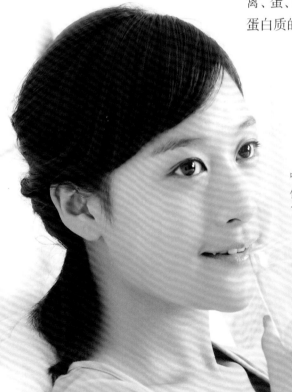

哺乳妈妈要定时饮水，不要等渴了再喝。

不宜只喝汤不吃肉

产后适当多喝一些鸡汤、鱼汤、排骨汤、豆腐汤等，可促进乳汁分泌。但同时也要吃肉，因为很多营养都在肉里，只喝汤不吃肉会影响身体对营养的摄取。

不宜吃过硬的食物

月子饮食的烹饪方式以细软为主，饭要煮得软一点，少吃油炸的食物，少吃坚硬带壳的食物。产后由于体力透支，很多新妈妈会有牙齿松动的情况，过硬的食物一方面对牙齿不好，另一方面也不利于消化吸收。

不宜把菜做得太淡

有些新妈妈以为在产后最初几天里吃盐会伤胃，不利于身体恢复，总是吃很淡的饭菜，甚至一点盐也不放。其实，新妈妈在月子里出汗较多，乳腺分泌也很旺盛，容易发生脱水（水和盐的丢失），如果不吃盐，只会加重身体脱水。因此，应该在菜里适量加盐。

不宜忌口过多

产后饮食虽有讲究，但忌口不宜过多，荤素搭配很重要。进食的品种越丰富，营养才平衡和全面，除了明确对身体无益的和吃后可能会过敏的食物外，荤素的品种应尽量丰富多样。

不宜吃过多的巧克力

巧克力是一种以可可浆和可可脂为主要原料制成的甜食，所含有的可可碱成分在医药上具有利尿、兴奋心肌、舒张血管、松弛平滑肌等作用。对于哺乳妈妈来说，它会随着哺乳进入宝宝的体内，损害宝宝的神经系统和心脏，导致宝宝睡眠不稳、哭闹不停等。

另外，市面上销售的巧克力含糖量都很高，多吃不仅对牙齿不好，而且会导致血糖升高，对有糖尿病的新妈妈来说是十分不利的；再则，巧克力是一种高热量食品，但其中蛋白质含量偏低、脂肪含量偏高，不含能刺激胃肠正常蠕动的膳食纤维，因而影响胃肠道的消化吸收功能；此外，营养成分的比例也不符合宝宝生长发育的需要。

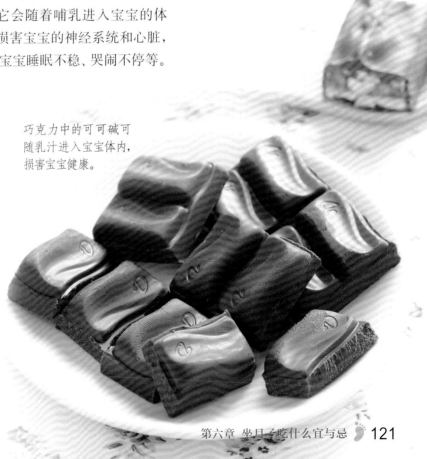

巧克力中的可可碱可随乳汁进入宝宝体内，损害宝宝健康。

不宜经常喝茶

经常多进汤水固然可增加乳汁分泌，但不宜饮茶，茶叶中含有的鞣酸会影响肠道对铁的吸收，容易引起产后贫血。而且，茶水中还含有咖啡因，新妈妈饮用茶水后不仅难以入睡，影响体力恢复，咖啡因还可通过乳汁进入宝宝体内，导致宝宝发生肠痉挛或突然无故啼哭。

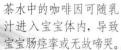

茶水中的咖啡因可随乳汁进入宝宝体内，导致宝宝肠痉挛或无故啼哭。

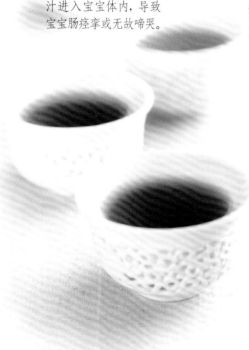

不宜多吃味精

味精的主要成分是谷氨酸钠，会通过乳汁进入宝宝体内，与宝宝血液中的锌发生特性结合，生成不能被吸收利用的谷氨酸，随尿液排出体外。这样会导致宝宝缺锌，出现味觉减退、厌食等症状，还会造成智力减退、生长发育迟缓、性晚熟等不良后果。新妈妈在整个哺乳期或至少在3个月内应不吃或少吃味精。

不宜总在汤菜里加酒

月子里很多汤水的原料都是肉类，加入酒可以去腥解腻。但酒有活血的作用，每顿饭菜都加酒，可能会导致新妈妈子宫收缩不良，恶露淋漓不尽。

不宜吃炖母鸡

大多数人认为母鸡的营养价值很高，因此适合产后新妈妈催乳和补养身体。但现代营养学证明，吃炖母鸡不但不能增乳，还会导致回奶的现象。这是因为，分娩后，新妈妈血液中雌激素和孕激素的浓度大大降低，而母鸡的卵巢和蛋衣中含有一定量的雌激素，会使新妈妈血液中雌激素的浓度增高，使催乳素的工作能力减弱，产生乳汁不足，甚至完全回奶的现象。因此，炖母鸡留到想给宝宝断奶时用来补养身体是不错的选择。

不宜感冒期间吃猪羊肉

新妈妈感冒期间，应避免吃或少吃鸭肉、猪肉、羊肉、甲鱼、蚌等食品，可多吃一些蔬菜水果，提高身体的抵抗力。

对于已经感冒的新妈妈，可喝些橘皮姜片茶，取橘皮、生姜各10克，加水煎，饮时加红糖10~20克，喝完之后盖上被子，微微出出汗，睡上一觉，有助于降低体温，缓解头痛、身痛等感冒不适。

不宜吃刚从冰箱里拿出来的食物

宝宝对不良食物的反应也比较敏感，新妈妈吃了寒凉的食物，如刚从冰箱里拿出来的水果、饮料等，极易引起宝宝腹泻。产后新妈妈的虚寒体质也不宜吃生冷食物。新妈妈饮食合理，宝宝才会有健康的身体，所以新妈妈要适当地牺牲一下自己的"小偏好"，为宝宝的健康着想。

不宜苹果和海鲜同时吃

苹果虽营养丰富、酸甜可口，但新妈妈不宜在饭前吃，否则会影响正常的进食及消化。苹果还不能和海鲜同时吃，刚刚进补完海鲜的新妈妈不要立刻吃苹果，否则会发生腹痛、恶心、呕吐等症状。

不宜喝温度过高的牛奶

加热牛奶要适度，否则在高温下，牛奶中的氨基酸与糖形成果糖基氨基酸，不但不宜消化吸收，还会影响人体健康。温热的牛奶最适合新妈妈饮用。

不宜豆浆与鸡蛋同食

鸡蛋和豆浆都是大受新妈妈青睐的健康食品，但二者不宜同食。因为鸡蛋的蛋清会与豆浆里的胰蛋白结合产生不易被吸收的物质。此外，新妈妈还不能空腹喝豆浆，喝豆浆时不要加红糖，白糖也需豆浆煮熟离火后再加。

不宜吃煎蛋和生蛋

食用鸡蛋要讲究方法，才能使营养充分被吸收。生鸡蛋不可以吃，因为难消化，还易受细菌感染，有损健康；鸡蛋煮得过老，使蛋白质结构紧密而不易消化，吃了这样的鸡蛋，会使新妈妈脾胃不适，产生打嗝、烦躁不安的情况；炸鸡蛋最好不要吃，因为高温会使蛋白质变质。

生蛋含有细菌且不易消化，新妈妈不宜食用。

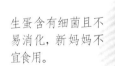

忌食辛辣燥热食物

产后新妈妈大量失血、出汗，加之组织间液也较多地进入血循环，故机体阴津明显不足，而辛辣燥热食物均会伤津耗液，使新妈妈上火、口舌生疮，大便秘结或痔疮发作，而且会通过乳汁使宝宝内热加重。因此，新妈妈忌食韭菜、葱、大蒜、辣椒、胡椒、小茴香、酒等。

忌食油腻食物

由于产后新妈妈胃肠蠕动较弱，故过于油腻的食物如肥肉、板油、花生米等应尽量少食以免引起消化不良。同样道理，油炸食物也较难以消化，新妈妈也不应多吃。并且，油炸食物的营养在油炸过程中已经损失很多，比面食及其他食物营养成分要差，多吃并不能给新妈妈增加营养，反倒增加了胃肠负担。

忌一次摄入过量水分

准新妈妈在怀孕末期通常都会有水肿现象，而产后坐月子正是身体恢复的黄金时期，这段时间要让身体积聚的所有水分尽量排出，如果又喝进许多水，将不利于身体恢复。如果是剖宫产的新妈妈，可能需要服一些药物，仍需饮用适量的水分，但不要一次饮用大量的水，而应该分次适量地喝。

忌喝咖啡和碳酸饮料

咖啡会使人体的中枢神经兴奋。虽然没有证据表明它对宝宝有害，但也同样会引起宝宝神经系统兴奋。

碳酸饮料不仅会使哺乳妈妈体内的钙流失，它含有的咖啡因成分还会使宝宝吸收后烦躁不安。

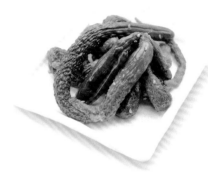

腌制食物含盐过高，会增加肾脏负担。

忌食用过咸的食物

过去人们认为产妇在坐月子乃至哺乳期间不能吃盐，吃了对产妇和宝宝都不好。这是错误的认识，食物不放盐，产妇容易食欲缺乏，营养缺乏，反而影响了产妇泌乳。然而虽说坐月子是不应该忌盐的，但盐吃多了也不好，如果每天的盐量摄入过多，会加重肾脏的负担，对肾不利，会使血压升高。

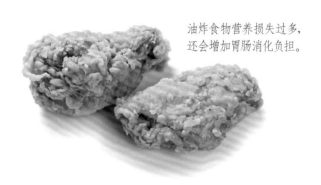

油炸食物营养损失过多，还会增加胃肠消化负担。

忌过量食醋

有的新妈妈为了迅速瘦身，喝醋减肥，其实这样做不好。因为新妈妈身体各部位都比较弱，需要有一个恢复过程，在此期间极易受到损伤，酸性食物会损伤牙齿，给新妈妈日后留下牙齿易于酸痛的遗患。食醋中含醋酸3%~4%，若仅作为调味品食用，与牙齿接触的时间很短，不至于在体内引起什么不良作用，还可以促进食欲。所以，醋作为调味品食用，就不必过分禁忌。

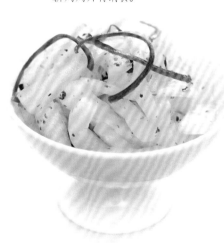

腌萝卜酸甜可口，有助于新妈妈开胃消食。

忌哺乳妈妈进补大麦制品

大麦及其制品，如大麦芽、麦芽糖等食物有回乳作用，所以准备哺乳或产后仍在哺乳期的妈妈应忌食。欲断乳新妈妈可以将大麦作为回乳食品。

忌产后马上节食

产后马上节食有伤身体。哺乳期妈妈更不可节食，产后所增加的体重，主要为水分和脂肪，对哺乳期妈妈而言这些脂肪根本就不够。新妈妈还要吃钙质丰富的食物，每天最少要吸收11760千焦（2800千卡）的热量。

忌口渴才喝水

很多产妇在月子里，只有口渴了才想到喝水，这是不科学的。人感到口渴说明体内细胞脱水，水分失衡，如果此时才想到喝水，很难及时补充身体所需的水分。月子期间产妇每天摄入的水量以1000~1500毫升为宜，所以产妇最好每隔几小时喝1次水，一天保证6~8次。

忌吃零食

怀孕前的女性如有吃零食的习惯，在哺乳期内要谢绝零食的摄入。大部分的零食都含有较多的盐和糖，有些还是高温油炸过的，并加有大量食用色素。对于这些零食，新妈妈要避免食用，以免对宝宝的健康产生不必要的危害。

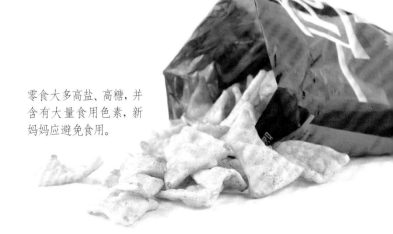

零食大多高盐、高糖，并含有大量食用色素，新妈妈应避免食用。

坐月子第3周

宝宝对母乳的需求量越来越大，本周饮食应以催乳为主。恶露虽然已经排得差不多了，但是由于这些天的大量失血，身体已经发出了警报，催乳之外还要注意吃些补血食品。

宜趁热吃饭

生完宝宝之后，发现时间过得非常快，每天都忙碌而充实，一会儿宝宝拉便便了，一会儿又该给宝宝哺乳了，等处理完这些事情才发现，刚才热气腾腾的饭菜已经凉了。这时，新妈妈千万不要图省事，一定要重新加热，然后再继续吃。

宜吃乌鸡补气血

与一般鸡肉相比，乌鸡有 10 种氨基酸，其蛋白质、维生素 B_2、维生素 E、磷、铁、钾、钠的含量更高，而胆固醇和脂肪含量则很少。乌鸡是补气虚、养身体的上好佳品，食用乌鸡对于产后贫血的新妈妈有明显功效。

宜吃虾养血通乳

虾营养丰富，且其肉质松软，易消化，对身体虚弱以及产后需要调养的新妈妈是极好的食物。虾中含有丰富的镁，镁对心脏活动具有重要的调节作用，能很好地保护心血管系统，可减少血液中胆固醇含量，防止动脉硬化，同时还能扩张冠状动脉。虾的通乳作用较强，并且富含磷、钙，对产后乳汁分泌较少、胃口较差的新妈妈很有补益功效。

虾有通乳作用，但要观察宝宝吃奶后是否有过敏现象。

宜吃牛肉补气健脾

牛肉蛋白质含量高，而脂肪含量低，有补中益气、滋养脾胃、强健筋骨的功效，味道鲜美，受人喜爱。适量吃牛肉能提高机体抗病能力，在补充失血、修复组织等方面特别适宜，适合产后气短体虚、筋骨酸软的新妈妈食用。

宜吃山药补虚益气

山药性平微温、味甘，含有氨基酸、胆碱、维生素 B_2、维生素 C 及钙、磷、铜、铁等。山药有益气补脾、帮助消化、缓泻祛痰等作用，所以可作为滋补及食疗佳品。

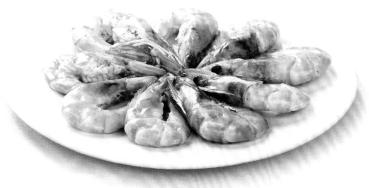

宜吃稀食

乳汁分泌是产后新妈妈需要增加水含量的原因之一，此外，月子期的新妈妈大多出汗较多，体表的水分挥发也大于平时。因此，饮食中的水分可以多一点，如多喝汤、牛奶、粥等。

宜吃菠菜滋阴补血

菠菜含有丰富的维生素C、胡萝卜素、蛋白质，以及铁、钙、磷等，可补血止血，利五脏，通血脉，止渴润肠，滋阴平肝，助消化，很适合产后气血两亏的新妈妈。

宜吃红枣补血安神

红枣是一种营养佳品，被誉为"百果之王"。红枣含有丰富的维生素A、B族维生素及维生素C等人体必需的维生素和氨基酸，具有益气养肾、补血养颜、补肝降压、安神、治虚劳损之功效。还有，红枣中含有与人参中所含类同的皂苷，具有增强人体耐力和抗疲劳的作用。产后气血两亏的新妈妈，坚持用红枣煲汤，能够补血安神。

宜吃香蕉速补能量

香蕉的糖分可迅速转化为葡萄糖，立刻被人体吸收，是一种快速的能量来源。香蕉内含丰富的可溶性纤维，也就是果胶，可帮助消化，调整胃肠机能。此外，香蕉对于调节心情也有一定的作用，在家坐月子的新妈妈可以选择香蕉作为"快乐水果"。

宜吃温热食物

从医学的角度来说，由于生产消耗大量体力，生产后体内激素水平大幅改变，宝宝和胎盘的娩出，都使得新妈妈代谢降低，体质大多从内热到虚寒。因此产后宜温，过于生冷的食物不宜多吃，如冷饮、冷菜、凉拌菜等都要避免食用，从冰箱里拿出来的水果和菜最好温热过再吃。一些凉拌的菜未经高温消毒，产后新妈妈的体质较弱、抵抗力差，吃凉拌菜容易引起胃肠炎等消化道疾病，故不宜多食。一些寒性的水果，如西瓜、梨等也不宜多吃。

菠菜面清淡可口、滋阴补血，还能增加身体的水分摄入。

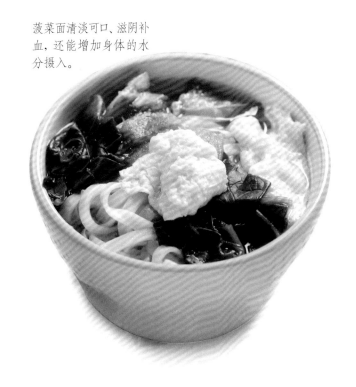

宜适度饮食

产后过量的饮食，让新妈妈体重增加，对于产后的恢复并无益处。如果是母乳喂养，宝宝需要的乳汁很多，食量可以比孕期稍增，但最多增加1/5的量；如果乳汁正好够宝宝吃，则与孕期等量；如果没有奶水或是不能母乳喂养的新妈妈，食量和孕前差不多就可以。

宜核桃山楂同食

山楂有助于消化，还含有丰富的钙质，是很多新妈妈爱吃的水果。核桃中所含的油类，主要为亚油酸、甘油酯等不饱和脂肪酸，是构成脑细胞的重要物质；核桃还可以防止产后脱发，也是很多新妈妈的首选。二者同食，核桃可以缓冲山楂刺激的酸味，减少单吃山楂对胃的刺激。

宜吃板栗补肾健脑

板栗俗称栗子，是我国的特产。板栗味甘性温，含有脂肪、钙、磷、铁和多种维生素，特别是B族维生素、维生素C和胡萝卜素的含量高于一般干果。板栗有补肾的功效，对于产后肾虚腰痛、四肢疼痛的新妈妈能起到很好的作用。

宜用中药调理

身体正常的新妈妈不需要药物进补，身体不适的新妈妈可针对症状用些中药，配合食疗调理。如缺奶可用王不留行、通草、猪蹄、桔梗等以通经下乳；产后腹痛、便秘可酌加当归、芝麻、核桃仁、黄酒以活血化瘀，润肠通便。

宜吃补血和益智的食物

产后第三周新妈妈的伤口基本愈合了，此时也是进补的最好时机，多吃一些补血食物，调理气血，如黑豆、紫米、红小豆、猪心、红枣、西红柿、苋菜、木耳、荠菜等。

哺乳妈妈还要多吃些有利于宝宝健脑益智的食物。健脑益智的食物有：燕麦、莜麦、小米、大豆、黑豆、红枣、核桃、莲子、松子、桂圆、芝麻、花生、虾、贝、淡菜、海带等。

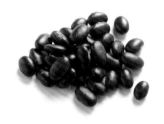

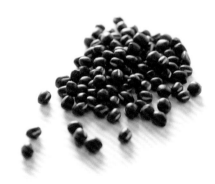

红小豆和黑豆可补气血。

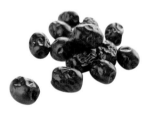

红枣和黑米是健脑益智的佳品。

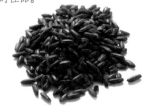

宜按时定量进餐

虽然说经过前3周的调理和进补，新妈妈的身体得到了很好的恢复，但是也不要放松对于身体的呵护，不要因为照顾宝宝太过于忙乱，而忽视了进餐时间。宝宝经过3周的成长，也培养起了较有规律的作息时间，吃奶、睡觉、拉便便，新妈妈都要留心记录，掌握宝宝的生活规律，相应地安排好自己的进餐时间。新妈妈还要根据宝宝吃奶量的多少，定量进餐。

宜重视胃肠保健

滋补的高汤都比较油腻，第2周以后要注意胃肠的保健，不要让胃肠受到过多的刺激，否则易出现腹痛或是腹泻。注意三餐合理的营养搭配，让胃肠舒舒服服最关键。早餐可多摄取五谷杂粮类食物，中饭可以多喝些滋补的高汤，晚餐要加强蛋白质的补充，加餐则可以选择桂圆粥、荔枝粥、牛奶等。

宜吃清火食物

因为新妈妈要给宝宝哺乳，所以一些清火的药最好不要吃，性寒凉的食物也不能多吃。平时吃东西时要注意，不能吃辛辣的食物，不要吃橘子等其他热性水果，少吃或不吃热性佐料，如花椒、茴香等，这些东西容易引起上火。上火了可适量吃些绿豆、柚子、芹菜等清火食物。

红色蔬菜具有补气、活血的功效，但不要食用辣椒。

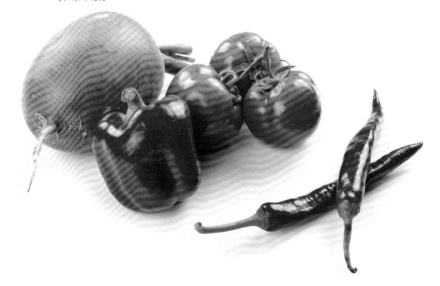

宜吃些杜仲

这一时期新妈妈吃些杜仲有助于促进松弛的盆腔关节韧带的功能恢复，加强腰部和腹部肌肉的力量，尽快保持腰椎的稳定性，减少腰部受损害的概率，从而防止产后腰部疼痛。不仅如此，杜仲还可减轻产后乏力、眩晕、尿频等不适症状。

宜多吃红色蔬菜

这一周新妈妈减少了对油脂的摄取，可以在每餐中多吃些新鲜蔬菜和水果，尤其是红色蔬菜，如西红柿、红苋菜等，这类蔬菜具有补血、活血等功效。如果是从冰箱里取出的，不宜马上食用，等恢复到常温再食用。

宜煲中药滋补汤

如果需要，在第3周的时候，可以用些中药来煲汤给新妈妈进补。不同的中药特点各不相同，用中药煲汤之前，必须通晓中药的寒、热、温、凉等药性，选材时，最好选择无任何副作用的枸杞子、当归、黄芪等。

宜多吃催乳食物

坐月子的第3周是"滋养进补周"，新妈妈可以吃些补养品并进行催乳，如鲫鱼汤、猪蹄汤、排骨汤等都是很好的催乳汤品。第3周开始至哺乳期结束，菜谱应以品种丰富、营养全面为主。

宜吃银耳防贫血

银耳是一种珍贵的食用菌和滋补佳品，含有蛋白质、碳水化合物、膳食纤维、酸性异多糖等物质。而且银耳脂肪含量低，其含有的酸性异多糖可以增强产后妈妈的免疫功能，提高对外界致病因子的抵抗力，还能促进骨髓的造血功能，预防哺乳妈妈贫血。银耳中富含维生素D，能防止钙的流失，对宝宝的生长发育十分有益。银耳中还富含硒等矿物质，能够有效清除新妈妈和宝宝体内的重金属。银耳富有天然植物性胶质，加上它的滋阴作用，哺乳妈妈长期吃，可以祛除脸部黄褐斑、雀斑，是美容养颜的佳品。

宜吃五谷补能量

五谷杂粮是我们经常食用的主食，很多人认为主食里没有营养，哺乳妈妈应该多吃些肉、蛋、奶、蔬菜、水果类，主食是次要的。事实上，谷类是碳水化合物、膳食纤维、B族维生素的主要来源，而且是热量的主要来源，它们的营养价值并不低于其他食物。对于哺乳期的妈妈来讲，从谷类食物中可以得到更多的能量、维生素及蛋白质等。

五谷杂粮能提供碳水化合物、B族维生素和膳食纤维。

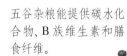

不宜服人参

有些新妈妈为了恢复体力，服用人参滋补，这样对健康并不利，因为人参中所含的人参皂对中枢神经系统、心脏及血液循环有兴奋作用，会使新妈妈出现失眠、烦躁、心神不宁等症状。人参还会促进血液循环，可使有内、外生殖器官损伤的新妈妈出血增加。当然，如新妈妈在产后2个月有气虚的症状，可适量（每天3~5克）、短时间服用（1个月左右）。

不宜茄子去皮吃

茄子能散血、消肿、宽肠，产后的新妈妈大便干结、痔疮出血，吃些茄子，可以缓解症状。茄子中维生素P的含量很高，能增强人体细胞间的黏着力，使血管壁保持弹性和正常的生理功能，保护抗坏血酸，促进伤口愈合。维生素P集中在茄子紫色表皮和肉质的连结处，所以紫色茄子营养价值较高，食用时不宜油炸、去皮。

不宜多吃火腿

火腿本身是腌制食品，含有大量亚硝酸盐类物质。亚硝酸盐如摄入过多，人体不能代谢，蓄积在体内，会对健康产生危害。新妈妈吃太多的火腿，火腿里的亚硝酸盐就会进入到乳汁里，又随之进入宝宝体内，会给宝宝的健康带来潜在的危害。所以，新妈妈不宜多吃火腿。

不宜鸡蛋和牛奶、豆浆、白糖一起吃

鸡蛋营养全面，但不宜与牛奶、豆浆和白糖同食。鸡蛋里的蛋白质被消化时需要能量，而牛奶中的乳糖此时可能会被抽出用于供给能量，降低牛奶的营养价值；豆浆中则含有阻止蛋白质吸收的胰蛋白酶抑制物；同样，鸡蛋和白糖同时吃也会影响蛋白质的吸收。

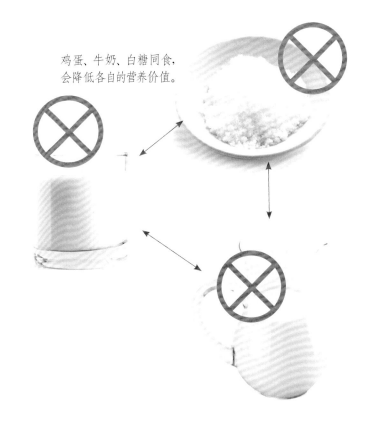

鸡蛋、牛奶、白糖同食，会降低各自的营养价值。

不宜吃橘子、西瓜和柿子

橘子味酸、性温，多食易上火，月子中胃肠功能欠佳的新妈妈不宜食用。但是，橘子核、橘络（橘子瓣上的白丝）有通乳作用，新妈妈乳腺不通，可在煮粥时放入适量的橘络同煮服用。便秘的新妈妈也可以适量食用一些。

西瓜味甘、性凉，虽然味道甘甜，是消暑降温的佳品，但因其性凉，故新妈妈不宜食用。

柿子味甘性寒，气虚、体弱、产后、外感风寒者均应少食或不食。

不宜喝味噌汤

现在很多新妈妈追求时尚，喜欢美食，恨不得世界各地的美食都拿来吃一遍。但月子中的新妈妈要注意了，在此为您指出一款不能在月子中吃的日式料理。

味噌汤是一种日本汤饮，主要以味噌（一种用黄豆制成的酱）为主要酱料煮制而成。传统的味噌汤制作方法复杂，味道鲜美，营养丰富。但现在市场上出售的方便味噌汤大多是类似味精的提鲜的调料。哺乳妈妈长期食用后会造成宝宝缺锌，使宝宝出现味觉差、厌食等症状。所以哺乳妈妈为了宝宝的健康，至少在3个月内应少吃或不吃含有味精的汤品。

不宜只吃一种主食

产后新妈妈身体虚弱，肠道消化能力也弱，除了食物要做得软烂外，还要有营养、饮食多样化。尤其是月子中的主食，新妈妈可以有很多选择，比如：小米粥可开胃健脾、补血健脑、助安眠，适合产后食欲缺乏、失眠的新妈妈；糯米鸡蛋粥适用于产后体虚的新妈妈；大米富含氨基酸，也是不错的补益佳品。

但是新妈妈不能只吃单一的一种食物。除母乳外，任何一种天然食物都不能提供人体所需的全部营养素。膳食平衡必须由多种食物组成，才能满足人体各种营养需要，提高利用率，使营养吸收达到高效，进而达到强身健体的目的。

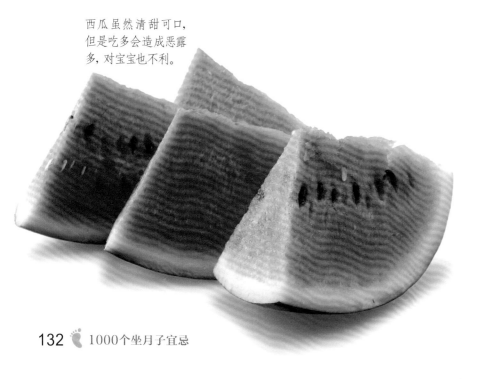

西瓜虽然清甜可口，但是吃多会造成恶露多，对宝宝也不利。

忌空腹喝酸奶

爱喝酸奶的新妈妈最好选择饭后2小时内饮用酸奶。在空腹时喝酸奶，乳酸菌很容易被胃酸杀死，其营养价值和保健作用就会大大减弱。此外，酸奶不能加热喝，因为活性乳酸菌会很容易被烫死，使酸奶的口感变差，营养流失。喝酸奶后要用水漱口，因为酸奶中的某些菌种含有一定酸度，特别容易导致龋齿。

忌吃易过敏食物

如果是产前没有吃过的东西，尽量不要给新妈妈食用，以免发生过敏现象。在食用某些食物后如发生全身发痒、心慌、气喘、腹痛、腹泻等现象，应想到很可能是食物过敏，要立即停止食用这些食物。食用肉类、动物内脏、蛋类、奶类、鱼类应烧熟煮透，降低过敏风险。

酸奶可以代替牛奶作为肠胃不适新妈妈的营养饮品。

忌不吃早餐

哺乳期妈妈的早餐非常重要。经过一夜的睡眠，体内的营养已消耗殆尽，血糖浓度处于偏低状态，如果不能及时充分补充血糖浓度，就会出现头昏心慌、四肢无力、精神缺乏等症状。而且哺乳妈妈还需要更多的能量来喂养宝宝，所以这时的早餐要比平常更丰富、更重要，不要破坏基本饮食模式。

忌晚餐吃得过饱

产后新妈妈晚餐不宜吃太饱，因产后各系统尚未康复，晚餐不宜吃得太饱，否则容易引起多种疾病。首先，如果吃饭吃太饱，胃肠负担不了，会引起消化不良、胃胀等。而且晚餐吃得太饱，还会影响睡眠质量。

忌过量食用调料

新妈妈在产后可以吃少量的调料，但不能过量。新妈妈的口味淡一些，可以保证奶水的质量好一些，分泌量也多一些。另外，为了调节口味，新妈妈还可以适当补充些蜂蜜，为身体增加能量，帮助身体尽快复原。

坐月子第 4 周

本周新妈妈胃肠功能逐渐恢复，胃口也好了起来，可以适当多吃些，但也要控制进补的量，以免给身体造成不必要的负担。

宜吃牛蒡促代谢

牛蒡别名大力子、东洋参、牛鞭菜等。牛蒡子和牛蒡根既可入药也可食用，是一种营养价值极高的保健产品，富含菊糖、膳食纤维、蛋白质、钙、磷、铁等人体所需要的多种矿物质。牛蒡能清除体内垃圾，改善体内循环，促进新陈代谢，被誉为大自然的最佳清血剂。牛蒡中非常特殊的养分菊糖，是一种可以促进激素分泌的精氨酸，有助人体筋骨发达，增强体力。此外，牛蒡内的纤维可以刺激大肠蠕动，帮助排便，降低体内胆固醇，减少毒素、废物在体内的积存。

产后新妈妈可将 100 克牛蒡与适量红枣、莲子、少许红糖熬粥饮用。熬煮时将牛蒡切片，最先放入清水中，水微开时放入其余食材同煮至软烂即可。此粥对产后便秘、高血压、高胆固醇症有很好的食疗效果。

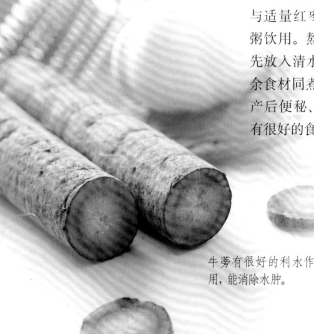

牛蒡有很好的利水作用，能消除水肿。

宜吃鳝鱼补体虚

鳝鱼中含有丰富的 DHA 和卵磷脂，是构成人体各器官组织细胞膜的主要成分，而且是脑细胞不可缺少的营养。鳝鱼中的维生素 A 含量很高，维生素 A 可以增进宝宝的视力发育。鳝鱼还有很强的补益功能，特别对产后身体虚弱的新妈妈效果更为明显，有补气养血、温阳健脾、滋补肝肾、祛风通络等功效。

宜吃猪肝补血明目

肝脏是动物体内储存养料和解毒的重要器官，含有丰富的营养物质，具有营养保健功能，是最理想的补血佳品之一。猪肝中含有丰富的维生素 A，具有维持人体正常生长和生殖功能的作用；能保护眼睛，维持正常视力，防止眼睛干涩、疲劳。猪肝中还具有一般肉类食品不含的维生素 C 和矿物质硒，能增强人体的免疫力，抗氧化，防衰老。

宜吃当季食品

新妈妈应该根据产后所处的季节，相应选取进补的食物，少吃反季节食物。比如春季可以适当吃些野菜，夏季可以多补充些水果羹，秋季食山药，冬季补羊肉等。要根据季节和新妈妈的自身情况，选取合适的食物进补，要做到"吃得对，吃得好"。

枸杞子不仅含丰富的维生素和微量元素，还有护肝、抗衰老的作用。

宜吃枸杞子增强免疫功能

枸杞多糖是枸杞子中最重要最关键的成分之一，是一种水溶性多糖。枸杞多糖能提高腹腔巨噬细胞的吞噬能力，对人体具有改善新陈代谢、调节内分泌、促进蛋白质合成、加速肝脏解毒和受损肝细胞修复的功能。枸杞子的营养成分丰富，是营养完全的天然食物。枸杞子中含有大量的蛋白质、氨基酸、维生素和铁、锌、磷、钙等人体必需的养分，有促进和调节免疫功能、保肝和抗衰老的药理作用，具有不可替代的药用价值。

宜控制食量

对于摄入热量或营养所需量不甚了解的新妈妈，一定要遵循控制食量、提高品质的原则，吃饭时要细嚼慢咽，这样可以避免狼吞虎咽，摄入过多食物。同时尽量做到不偏食、不挑食。如果是为了达到产后瘦身的目的，还要按需进补，积极运动。

宜吃鲤鱼消水肿

鲤鱼中的蛋白质不但含量高，而且质量也佳，人体消化吸收率可达96%，并能供给人体必需的氨基酸、微量元素、维生素A和维生素D；鲤鱼的脂肪多为不饱和脂肪酸，能很好地降低胆固醇，有补脾健胃、利水消肿、通乳、清热解毒等作用，对各种水肿、腹胀、乳汁不通皆有益。鲤鱼产于我国各地淡水河湖、池塘，一年四季均产，以二三月产的最肥。

宜吃魔芋速瘦身

魔芋的主要成分是葡甘露糖，并含有多种人体不能合成的氨基酸及钙、锌、铜等矿物质，是一种低脂、低糖、低热、无胆固醇的优质膳食纤维。魔芋食后有饱腹感，可减少新妈妈摄入食物的数量和能量，消耗多余脂肪，有利于控制体重，达到自然减肥效果。魔芋是有益的碱性食品，如果酸性食品吃得过多，搭配吃些魔芋，可以达到食品酸碱平衡，对健康十分有利。

宜吃豆腐助消化

豆腐营养丰富，含有铁、钙、磷、镁等人体必需的多种矿物质，还含有植物油和丰富的优质蛋白，素有"植物肉"之美称，豆腐的消化吸收率达95%以上。豆腐为补益清热养生食品，可补中益气、清热润燥、生津止渴、清洁胃肠。豆腐除有增加营养、帮助消化、增进食欲的功能外，对牙齿、骨骼的生长发育也颇为有益，有增加血液中铁的含量的造血功能。消化不良的新妈妈，可以吃些豆腐助消化、增食欲。

宜吃温性中药

一些温性药物，如附子、肉苁蓉、干姜、半夏等，可以益气养血、健脾暖胃、驱散风寒，很适宜新妈妈服用。但太过热性的药物，则会伤害新妈妈的身体。因为辛辣温燥药物可助内热，使新妈妈上火，出现口舌生疮、大便秘结或痔疮等症状。而且母体内热可通过乳汁影响到宝宝，使宝宝内热加重。同时太过温热的药物容易使新妈妈出汗增加，耗损新妈妈身体的元气。

宜多吃熟莲藕

莲藕具有消瘀清热、除烦解渴、止血的作用。莲藕经过煮熟以后，性由凉变温，失去了消瘀清热的性能，而变为对脾胃有益，有养胃滋阴、益血、止泻的功效的食物。

另外，莲藕中含有大量的淀粉、维生素和矿物质，营养丰富，清淡爽口，是祛瘀生新的佳蔬良药。产后多吃莲藕，能及早清除腹内积存的瘀血，增进食欲，帮助消化，促使乳汁分泌。

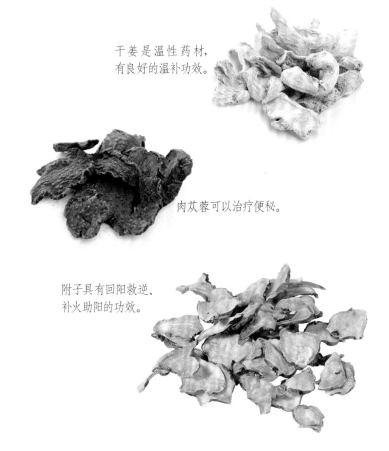

干姜是温性药材，有良好的温补功效。

肉苁蓉可以治疗便秘。

附子具有回阳救逆、补火助阳的功效。

宜吃苹果缓解压力

苹果营养丰富，热量不高，是产后新妈妈瘦身的好选择。苹果是碱性食品，可维持体内酸碱平衡。苹果可以迅速中和体内过多的酸性物质（包括运动产生的酸及鱼、肉、蛋等酸性食物在体内产生的酸性代谢产物），增强体力和抗病能力。苹果果胶属于可溶性纤维，不但能促进胆固醇代谢、有效降低胆固醇水平，更可促进脂肪的排出。苹果特有的香味可以缓解压力过大造成的不良情绪，产后情绪不稳定的新妈妈不妨多吃一些。

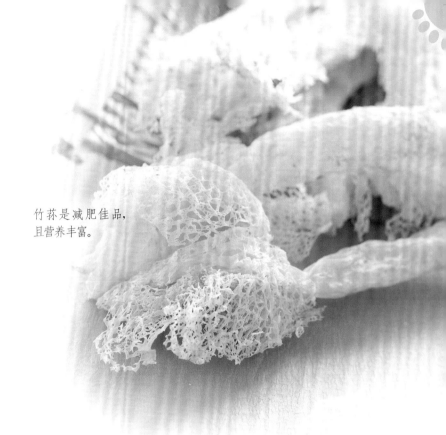

竹荪是减肥佳品，且营养丰富。

宜从少量开始吃水果蔬菜

新妈妈吃蔬菜水果，要注意以下几点：

1. 新妈妈胃肠功能较虚弱，应从少量开始吃。

2. 新妈妈的胃肠对冷刺激很敏感，不要吃过凉的蔬菜和水果。如果过凉容易导致胃肠瘀血，影响消化功能。

3. 新妈妈的胃肠抵抗力弱，一定要注意食物是否清洁卫生。

宜吃木耳促排泄

木耳含有丰富的膳食纤维和一种特殊的植物胶质，这两种物质能够促进胃肠的蠕动，促进肠道脂质的排泄，减少对食物的吸收，降低血脂，从而起到预防肥胖和减肥的作用。同时，由于这两种物质能促进胃肠蠕动，通利大便，有利于新妈妈体内有毒物质的排出，从而起到美容养颜的作用。新妈妈食用木耳，还可以缓解产后痔疮。哺乳妈妈常吃木耳，还可以有效防止自己和宝宝罹患缺铁性贫血。

宜吃竹荪减少脂肪堆积

竹荪洁白、细嫩、爽口，味道鲜美，营养丰富。竹荪所含多糖以半乳糖、葡萄糖、甘露糖和木糖等异多糖为主，所含的多种矿物质中，重要的有锌、铁、铜、硒等。竹荪属于碱性食品，能降低体内胆固醇，减少腹壁脂肪的堆积。新妈妈吃了既能补营养，又没有脂肪堆积的困扰。

不宜喝奶前后吃橘子

在喝牛奶前后1小时左右，不宜吃橘子。因为牛奶中所含的蛋白质与橘子中的果酸相遇后，就会发生凝固，从而影响人体对牛奶的消化与吸收，在服用牛奶这个时间段里同样不宜食用其他酸性水果。

不宜用海鲜配啤酒

海鲜是一种含有嘌呤和苷酸两种成分的食物，而啤酒中则富含分解这两种成分的重要催化剂——维生素 B_1。

如果吃海鲜时饮啤酒，会促使有害物质在体内结合，增加人体血液中的尿酸含量，从而形成难以排出的尿路结石。新妈妈一定要警惕，避免在吃海鲜后喝啤酒。

不宜用牛奶配巧克力

牛奶含丰富的蛋白质和钙，巧克力则含草酸，二者混在一起吃，牛奶中的钙会与巧克力中的草酸结合成一种不溶于水的草酸钙，食用后不易吸收，还会发生腹泻、头发干枯等症状。爱吃甜食的新妈妈要记得不宜边喝牛奶边吃巧克力。

不宜用土豆烧牛肉

土豆烧牛肉是一道传统美食，很多新妈妈都爱吃，然而这二者的结合其实并不科学。因为这两种食物消化时所需胃酸浓度不同，同时吃会延长食物在胃中的滞留时间，从而拉长胃肠消化吸收的时间，造成胃肠的不适。

不宜用菠菜炖豆腐

菠菜和豆腐口味清淡且营养丰富，是新妈妈必备的月子食品，然而二者不宜同食。因为豆腐里含有氯化镁、硫酸钙这两种物质，而菠菜中则含有草酸，两种食物遇到一起可生成草酸镁和草酸钙。这两种白色的沉淀物不能被人体吸收，同时会影响人体吸收钙质，而且还容易患结石症。医生建议，如果二者能分开吃，营养吸收会比较好。

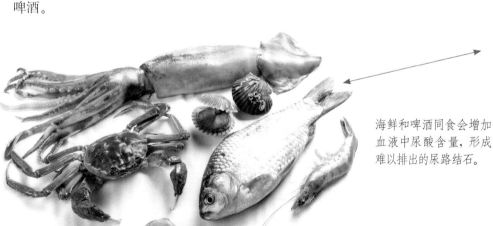

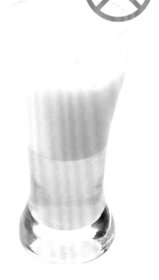

海鲜和啤酒同食会增加血液中尿酸含量，形成难以排出的尿路结石。

不宜长时间喝肉汤

一般来说，新妈妈每天吃两三个鸡蛋，配合适当的瘦肉、鱼肉、蔬菜水果，营养也就够了。奶水充足的不必额外喝大量肉汤，奶水不足的可以喝一些肉汤，但也不必持续1个月。摄入脂肪过多，不仅体形不好恢复，而且会导致宝宝腹泻，这是因为奶水中也会含有大量脂肪颗粒，宝宝吃后难以吸收。

不宜过多摄入脂肪

怀孕期间，准妈妈为了准备生产及产后哺乳而储存了不少的脂肪，再经过产后4周的滋补，又给身体增加了不少负荷。此时若吃过多含油脂的食物，乳汁会变得浓稠。而对于吃母乳的宝宝来说，母乳中的脂肪热量比例已高达56%，再过多地摄入不易消化的大分子的脂肪，宝宝的消化功能是承受不了的，容易发生呕吐等症状。再则，新妈妈摄入过多脂肪，增加了患糖尿病、心血管疾病的风险，其乳腺也容易阻塞，易患乳腺疾病；脂肪摄入过多对产后瘦身也非常不利。

不宜常出去吃饭

宝宝满月了，亲朋好友都要庆贺一下，新妈妈经过1个月的休整也可以外出就餐了，但一定要注意控制外出用餐次数。大部分餐厅提供的食物，都会多油、多盐、多糖、多味精，不太适合产后新妈妈进补的要求。不得不在外面就餐时，饭前应喝些清淡的汤，减少红色肉类的摄入，用餐时间控制在1小时之内。

不宜萝卜、橘子同时吃

萝卜会产生一种抗甲状腺的物质硫氰酸，如果同时食用大量的橘子、苹果、葡萄等水果，水果中的类黄酮物质在肠道经细菌分解后就会转化为抑制甲状腺作用的硫氰酸，进而诱发甲状腺肿大。因此，新妈妈进食萝卜后宜停半小时再吃水果。

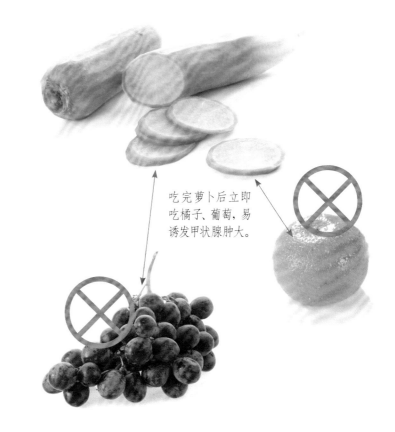

吃完萝卜后立即吃橘子、葡萄，易诱发甲状腺肿大。

第七章
健康月子餐

　　伤口还在隐隐作痛，没有一点胃口，但看看身边那个软绵绵的、熟睡中的小家伙，你又觉得自己该补充点东西了。该吃点什么呢？接着往下翻吧。本章，我们根据新妈妈每天的情况量身打造了月子食谱，并针对便秘、水肿、恶露不尽等常见的"月子问题"，贴心提供了特效食谱，供你选择。那些让人垂涎欲滴的食物美图总会勾起你食欲的。此外，精心的搭配，为新妈妈的身体恢复及哺乳提供了最全面的营养。

第1天

生了宝宝第1天的新妈妈，产后疼痛会降低进食的欲望，胃肠功能也在初步的调整中。饮食还是要以清淡为主，谷类、水果、牛奶等可改善食欲和消化系统功能，缓解疼痛和不适感，有助于新妈妈恢复体力。

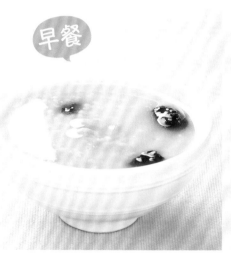

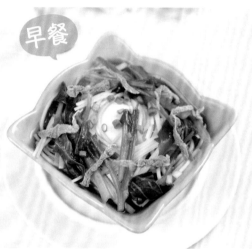

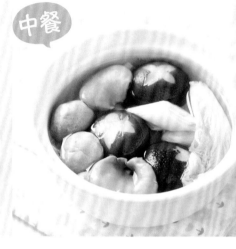

花生红枣小米粥

（原料）小米 100 克，花生 50 克，红枣 8 个。

（做法）❶ 小米、花生分别洗净，用清水浸泡 30 分钟，备用。❷ 红枣洗净，去核，备用。❸ 小米、花生、红枣一同放入锅中，加清水以大火煮沸，转小火将小米、花生煮至完全熟透后即可。

（营养功效）花生和红枣具有补血作用，小米粥营养丰富易吸收，是产后妈妈补充气血、提升食欲的佳品。

挂面汤卧蛋

（原料）细挂面 100 克，羊肉 50 克，鸡蛋 1 个，葱花、姜丝、香油、盐、菠菜叶各适量。

（做法）❶ 将羊肉切丝，并用盐、葱花、姜丝和香油拌匀腌制。❷ 锅中烧开水，下细挂面，待水将开时，将鸡蛋卧入汤中并转小火烧开。❸ 待鸡蛋熟、细挂面断生时，加入羊肉丝和菠菜叶略煮即可。

（营养功效）菠菜补铁补血，羊肉利于恢复元气，这道面食在滋补身体的同时又能提升食欲。

什菌一品煲

（原料）猴头菌、草菇、平菇、干香菇各 20 克，白菜心、葱段、盐、高汤各适量。

（做法）❶ 干香菇泡发后洗净，切去蒂部，划出花刀；平菇洗净切去根部；猴头菌和草菇洗净后切开；白菜心掰成小棵。❷ 锅内放清水、高汤和葱段，大火烧开。❸ 再放入香菇、草菇、平菇、猴头菌、白菜心，小火煲 10 分钟，加盐即可。

（营养功效）菌类可防感冒，鲜香的味道很适合没胃口的新妈妈。

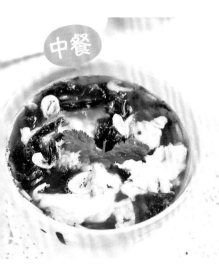

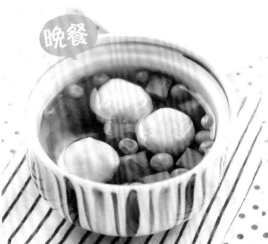

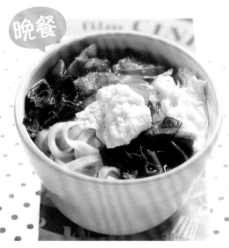

紫菜鸡蛋汤

原料 鸡蛋 2 个，紫菜 1 张，虾皮 5 克，葱花、盐、香油各适量。

做法 ① 先将紫菜切(撕)成片状，备用。② 鸡蛋打匀成蛋液，在蛋液里放一点点盐，然后再将其打匀，备用。③ 锅里倒入清水，待水煮沸后放入虾皮略煮，再把鸡蛋液倒进去搅拌成蛋花。④ 放入紫菜，中火再继续煮 3 分钟。⑤ 出锅前放入盐调味，撒上葱花、淋上香油即可。

营养功效 虾皮补钙、味道鲜美，紫菜含丰富的微量元素，鸡蛋含优质蛋白质，是一道适合新妈妈滋补的全方位营养汤品。

珍珠三鲜汤

原料 鸡胸肉 100 克，胡萝卜丁、西红柿丁各 50 克，嫩豌豆 25 克，鸡蛋 1 个，盐、水淀粉各适量。

做法 ① 鸡胸肉剁成肉泥，鸡蛋取蛋清。② 把蛋清、鸡肉泥、水淀粉放在一起搅拌。③ 将豌豆、胡萝卜丁、西红柿丁放入锅中，待煮沸后改成小火慢炖至豌豆绵软。④ 用筷子把鸡肉糊从碗边一点一点地拨进锅内，成珍珠大小的圆形丸子，拨完后用大火将汤再次煮沸。⑤ 出锅前放盐即可。

营养功效 鸡胸肉营养丰富，豌豆、西红柿、胡萝卜含丰富的微量元素，同熬成汤是新妈妈的滋补佳品。

西红柿菠菜面

原料 西红柿、切面各 100 克，菠菜 50 克，鸡蛋 1 个，盐适量。

做法 ① 鸡蛋打匀成蛋液，菠菜洗净后切成 3 厘米长的段，备用。② 西红柿用热水烫过，去皮，切成块，备用。③ 锅中放入植物油，油烧热后，放入西红柿块煸出汤汁。④ 锅内加入清水，烧开后把面条放入，煮至完全熟透。⑤ 将蛋液、菠菜段放入锅内，大火再次煮开。⑥ 出锅时加盐调味即可。

营养功效 西红柿不仅有抗氧化的功能，还可增强产后妈妈的抗病能力，妈妈不生病，宝宝才健康。

第2天

产后第2天恶露增多了，新妈妈不要有太多的心理负担，从而影响正常的饮食和泌乳。此时应适量喝红糖水、香油猪肝汤等补血益气的食品。

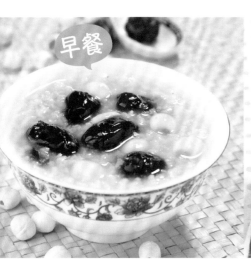
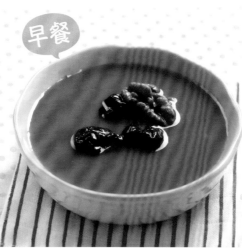
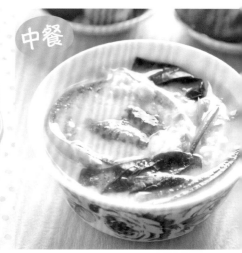

红枣莲子糯米粥

原料 糯米 100 克，红枣 5 个，莲子 10 克。

做法 ❶ 将糯米洗净，并加清水浸泡约 1 小时。❷ 红枣洗净，莲子要用温水洗净，备用。❸ 将泡过的糯米连同清水一起放入锅内，再放入红枣和莲子，先以大火煮沸，再转小火煮成稍微黏稠的粥即可。

营养功效 红枣补气血，糯米比一般大米营养更丰富，是新妈妈的温补佳品。

阿胶桃仁红枣羹

原料 阿胶、核桃仁各 50 克，红枣 5 个。

做法 ❶ 核桃仁捣烂备用。❷ 红枣洗净，取出枣核。❸ 阿胶砸成碎块，加入 20 毫升水隔水蒸化。❹ 红枣、核桃仁加清水小火慢煮 20 分钟。❺ 将蒸化后的阿胶与红枣、核桃仁共同再煮 5 分钟即可。

营养功效 核桃仁可促进产后子宫收缩，阿胶可减轻气短、乏力、头晕、心慌等症状。

西红柿菠菜蛋花汤

原料 西红柿 100 克，菠菜 50 克，鸡蛋 1 个，盐、香油各适量。

做法 ❶ 西红柿洗净、切片，菠菜洗净、切成段。❷ 鸡蛋打散。❸ 锅中放香油，烧热后，放入西红柿片煸出汤汁，加水烧开。❹ 放入菠菜段、蛋液、盐，再煮 3 分钟。❺ 出锅时滴入香油即可。

营养功效 此款汤品清淡可口、色泽鲜艳，既能为新妈妈补充维生素又能提升食欲。

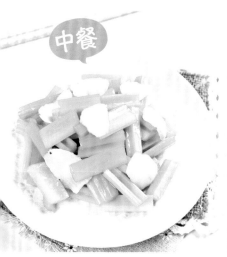
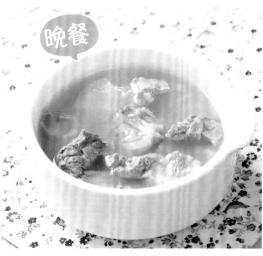
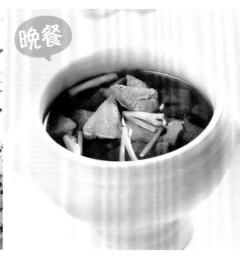

中餐

晚餐

晚餐

西芹炒百合

原料 百合 50 克，西芹 300 克，葱段、姜片、盐、高汤、淀粉各适量。

做法 ① 百合洗净，掰成小瓣；西芹洗净、切段，用开水焯一下。② 锅内放油，烧热，加入葱段、姜片炝锅，然后放入西芹段和百合片混合炒熟。③ 加盐、少许高汤调味，勾薄芡即可。

营养功效 西芹能利尿消肿、养血补虚，百合利于清心安神。这款色泽清新的菜品有助于新妈妈改善睡眠，并能提升食欲。

当归生姜羊肉煲

原料 羊肉 500 克，当归 5 克，生姜 30 克，葱、盐、料酒各适量。

做法 ① 羊肉洗净、切块，用热水烫过，去掉血沫，沥干备用。② 生姜用清水洗净，切片备用；葱用清水洗净，切段备用。③ 当归洗净，在热水中浸泡 30 分钟，然后切薄片，浸泡的水不要倒掉。④ 将羊肉块放入锅内，加入生姜片、当归、料酒、葱段和泡当归的水，小火煲 2 小时。⑤ 出锅前加盐调味即可。

营养功效 羊肉具有滋阴补肾、活血驱寒的功效，对产后气血虚弱、腰膝酸软有良好功效。

香油猪肝汤

原料 猪肝、米酒各 150 克，老姜 30 克，香油适量。

做法 ① 猪肝洗净擦干，切成 1 厘米厚的薄片备用；老姜连皮切片。② 锅内倒香油，小火煎至油热后加入姜片，煎到浅褐色。③ 再将猪肝放入锅内大火快速煸炒，煸炒 5 分钟后，将米酒倒入锅中；米酒煮开后，立即取出猪肝。④ 米酒用小火煮至完全没有酒味为止，再将猪肝放回锅中即可。

营养功效 香油有促进恶露代谢、增加子宫收缩的功效，而猪肝则是补血佳品。

第3天

产后第3天，新妈妈开始分泌乳汁了。乳汁充足靠营养，因此哺乳的新妈妈应多吃营养丰富的食物和汤类，以促进乳汁分泌和提高乳汁质量，满足宝宝身体发育的需要。

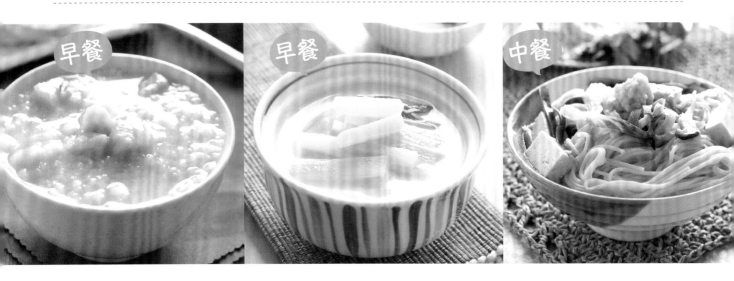

早餐　早餐　中餐

红薯粥

原料 新鲜红薯100克，大米50克。

做法 ❶ 将红薯洗净，连皮切成块；大米洗净，用清水浸泡30分钟。❷ 将泡好的大米和红薯块放入锅内，大火煮沸后，转小火继续煮，煮成浓稠的粥即可。

营养功效 红薯中的蛋白质和碳水化合物含量丰富，与大米同熬成粥，既香甜可口，又利于胃肠吸收。

豆浆莴笋汤

原料 莴笋100克，豆浆200克，姜、葱、盐各适量。

做法 ❶ 莴笋茎切条，莴笋叶切段；姜切片；葱切段。❷ 锅置火上，倒入食用油，烧至六成热时放姜片、葱段稍煸炒。❸ 放莴笋条、盐，大火炒至断生。❹ 拣去姜片、葱段，放入莴笋叶，倒入豆浆，放盐，煮熟即可。

营养功效 豆浆营养丰富，可以滋阴润燥，补虚增乳。妈妈进补得顺利，宝宝摄取得会更好。

什锦面

原料 面条100克，肉馅、豆腐条各50克，鸡蛋1个，香菇丝、胡萝卜丝、青菜丝、海带丝、盐、香油、高汤各适量。

做法 ❶ 鸡蛋取蛋清，与肉馅一同搅拌，揉成小丸子，在开水中余熟。❷ 锅置火上，放入高汤煮面条。❸ 放入海带丝、香菇丝、胡萝卜丝、青菜丝、豆腐条及肉丸，待面熟时，加盐、香油调味即可。

营养功效 什锦面中含有丰富的蔬菜、蛋类，有促进乳汁分泌的作用。

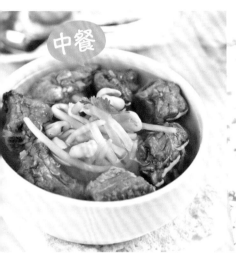
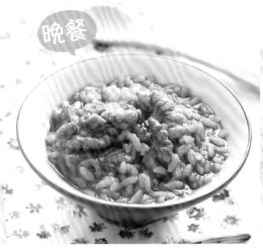
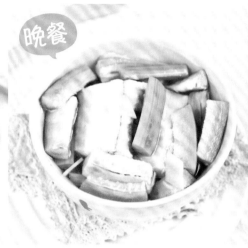

猪排炖黄豆芽汤

（原料）小排骨 250 克，鲜黄豆芽 100 克，葱、姜、盐、料酒各适量。

（做法）❶ 葱洗净后切成段，姜洗净后切成大片。❷ 将小排骨洗净后，切成 4 厘米长的段，放入沸水中焯去血沫。❸ 砂锅内放入热水，将处理过的小排骨、料酒、葱段、姜片一同放入锅内，小火炖 1 小时。❹ 将黄豆芽放入，用大火煮沸，再用小火炖 15 分钟。❺ 放入适量盐调味，拣出葱段、姜片即可。

（营养功效）猪小排为滋补强壮、营养催乳的佳品，可缓解产后妈妈频繁喂奶的疲劳。

生化汤

（原料）当归、桃仁各 15 克，大米 30 克，川芎、黑姜、甘草、红糖各适量。

（做法）❶ 大米淘洗干净，用清水浸泡 30 分钟，备用。❷ 将当归、桃仁、川芎、黑姜、甘草和水以 1∶10 的比例共同煎煮。❸ 所有原料用小火煮 30 分钟，去渣取汁。❹ 将药汁和淘洗干净的大米熬煮为稀粥，调入红糖即可，温热服用。

（营养功效）生化汤具有活血散寒的功效，可缓解产后血瘀腹痛、恶露不净，是新妈妈调养温补的佳品。

鲢鱼丝瓜汤

（原料）鲢鱼 1 尾，丝瓜 200 克，葱、姜、白糖、盐、料酒各适量。

（做法）❶ 鲢鱼去鳞、鳃、内脏，洗净后备用。❷ 丝瓜去皮，洗净，切成 4 厘米长的条，备用；葱洗净切段，姜洗净切片，备用。❸ 将鲢鱼放入锅中，再加料酒、白糖、姜片、葱段后，放入清水，开大火煮沸；小火慢炖 10 分钟后，加入丝瓜条。❹ 煮至鲢鱼、丝瓜熟透后，拣去葱段、姜片，加盐调味即可。

（营养功效）丝瓜有通经络、行经血、下乳汁的功效，鲢鱼温中益气，对乳汁少或泌乳不畅的妈妈最适宜。

第4天

产后第4天，新妈妈可能会有些抑郁情绪，这是由于产后新妈妈体内的雌激素突然降低造成的。此时，新妈妈应该多吃些鱼肉和海产品，鱼肉含有一种特殊的脂肪酸，有抗抑郁作用。

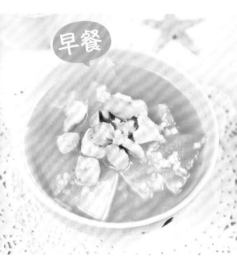

早餐

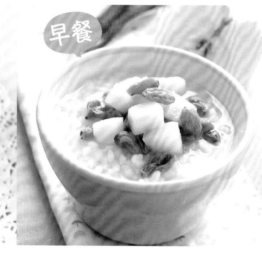

早餐

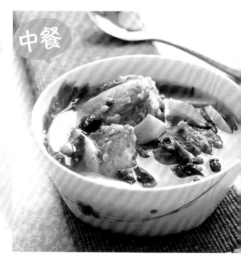

中餐

干贝冬瓜汤

原料 冬瓜 100 克，干贝 50 克，姜、盐、料酒各适量。

做法 ❶ 冬瓜洗净，切成片。❷ 干贝泡发，去掉老肉，加清水、料酒搅拌，上锅隔水蒸 30 分钟；晾凉后将干贝肉撕成丝。❸ 将冬瓜和干贝放入锅中，加适量清水，煮成汤。❹ 出锅前加盐调味即可。

营养功效 冬瓜能促进体内淀粉和糖及时转为热量。干贝有稳定情绪的作用，可缓解产后抑郁症。

葡萄干苹果粥

原料 大米 50 克，苹果 1 个，葡萄干 20 克，蜂蜜适量。

做法 ❶ 大米洗净沥干，备用。❷ 苹果洗净去皮，切成小方丁，要立即放入清水锅中，以免氧化后变成黑色。❸ 锅内放入大米，与苹果一同煮沸，改用小火煮 40 分钟。❹ 食用时加入蜂蜜、葡萄干搅匀即可。

营养功效 葡萄干和苹果含丰富的维生素，蜂蜜具有促进胃肠蠕动的功效，是缓解便秘的佳品。

冬笋雪菜黄鱼汤

原料 冬笋、雪菜各 30 克，黄花鱼 1 条，葱段、姜片、盐、黄酒各适量。

做法 ❶ 黄花鱼用黄酒腌 20 分钟，泡发好的冬笋切片，雪菜切碎。❷ 将黄花鱼两面各煎片刻。❸ 锅中加清水，放入冬笋片、雪菜末、葱段、姜片，先用大火烧开，后改用中火煮，最后放盐即可。

营养功效 黄花鱼有健脾升胃、益气填精之功效，对贫血、失眠、头的晕有良好疗效。

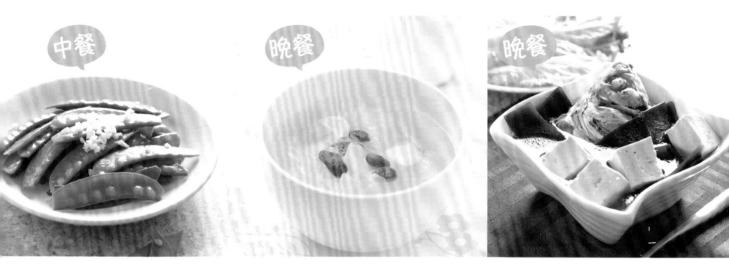

清炒荷兰豆

原料 荷兰豆 400 克，大蒜 3 瓣，盐适量。

做法 ① 将荷兰豆去头尾和老筋后洗净，大蒜去皮，切成末备用。② 锅中加少许清水烧开，放入荷兰豆焯熟后捞起，沥干水分。③ 锅中加食用油烧热，加入蒜末爆香，再放入荷兰豆，调入盐炒匀即可。

营养功效 荷兰豆性平、味甘，具有和中下气、利小便等功效，能益脾和胃、生津止渴。常食用对脾胃虚弱、产后乳汁不下、烦热口渴均有疗效。

香蕉百合银耳汤

原料 干银耳 20 克，鲜百合 50 克，香蕉 2 根，冰糖 10 克，枸杞子适量。

做法 ① 干银耳用清水浸泡 2 小时，择去老根及杂质，撕成小朵。② 银耳放入瓷碗中，以 1:4 的比例加入清水，放入蒸锅内隔水加热 30 分钟。③ 香蕉去皮，切成 1 厘米厚的片。④ 将蒸好后的银耳、鲜百合、香蕉片和枸杞子一同放入锅中，加清水，用中火煮 10 分钟。⑤ 出锅时加入冰糖。

营养功效 百合和银耳含有丰富的矿物质元素，具有滋阴、温补、润肺的作用，香蕉含钾丰富，而且利于消化。

鱼头海带豆腐汤

原料 胖头鱼鱼头 200 克，海带、豆腐各 100 克，鲜香菇 5 个，葱、姜、盐、料酒各适量。

做法 ① 香菇洗净去掉老根，并在香菇上切十字花刀；豆腐切成块，海带切段；葱洗净切段，姜洗净切片。② 将鱼头、香菇、葱段、姜片、料酒和清水放锅内，开大火煮沸后撇浮沫。③ 改用小火炖至鱼头快熟时，拣去葱段和姜片；放入豆腐块和海带段，继续用小火炖至豆腐和海带熟透，放盐调味即可。

营养功效 胖头鱼富含磷脂，特别在头部脑髓中含量很高，可帮助改善记忆力，还能疏肝解郁。

第5天

产后第 5 天，新妈妈开始有精力去关注宝宝，因为夜里还要给宝宝哺乳，失眠在所难免。这时候新妈妈应适量补充一些有助于调节神经功能的食品，如鱼、蛤蜊、虾、核桃、花生、苹果、香菇、豌豆、牛奶、蜂蜜等。

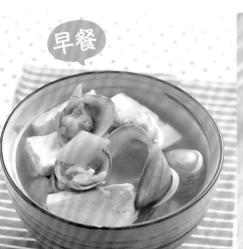
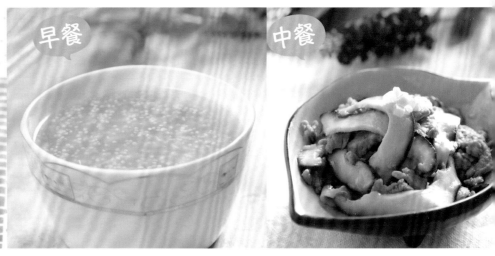

早餐 | 早餐 | 中餐

蛤蜊豆腐汤

（原料）蛤蜊 250 克，豆腐 100 克，香油、葱、姜、盐各适量。

（做法）❶ 蛤蜊洗净，放在清水中静置，滴适量香油，吐净泥沙；豆腐洗净，切丁。❷ 锅中放水、盐和姜片煮沸，把蛤蜊和豆腐丁一同放入。❸ 转中火继续煮，蛤蜊张开壳，豆腐熟透，加盐调味即可。

（营养功效）蛤蜊含有蛋白质、脂肪、铁、钙、磷、碘等，可以帮助新妈妈抗压舒眠。

胡萝卜小米粥

（原料）胡萝卜、小米各 100 克。

（做法）❶ 胡萝卜切丁；小米洗净，备用。❷ 将胡萝卜丁和小米一同放入锅内，加清水大火煮沸。❸ 转小火煮至胡萝卜绵软、小米开花即可。

（营养功效）胡萝卜中丰富的胡萝卜素能转化成维生素 A，有助于增强机体免疫力。维生素 A 还是骨骼正常生长发育的必需物质，对宝宝的生长发育起到关键作用。

香菇炒肉片

（原料）香菇 200 克，猪里脊肉 300 克，葱丝、盐、白糖、酱油、淀粉各适量。

（做法）❶ 将香菇、猪里脊肉各切片，用酱油、葱丝和淀粉拌匀，腌制片刻。❷ 炒锅里倒入少许植物油，烧热后将香菇片下锅略炒，盛出。❸ 放入肉片炒散，再下香菇同炒，用盐、白糖调味后即可。

（营养功效）香菇中丰富的 B 族维生素可以抗疲劳，促进神经细胞发育。

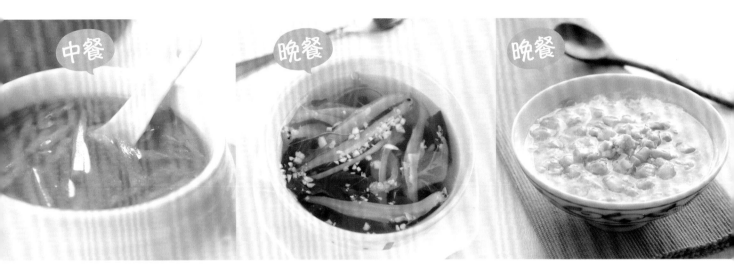

中餐　晚餐　晚餐

木瓜牛奶露

原料 新鲜木瓜 200 克，牛奶 250 毫升，冰糖适量。

做法 ❶ 木瓜洗净，去皮去子，切成细丝，备用。❷ 木瓜丝放入锅内，加适量清水，没过木瓜即可，大火熬煮至木瓜熟烂。❸ 放入牛奶和冰糖，与木瓜一起调匀，再煮至汤微沸即可。

营养功效 木瓜有消暑解渴、助消化的功效，还能美容养颜；牛奶含丰富的蛋白质和钙，是产后妈妈的滋补佳品。

银鱼苋菜汤

原料 银鱼 100 克，苋菜 200 克，蒜、姜、盐各适量。

做法 ❶ 银鱼洗净、沥干水分，备用；苋菜洗净，切成 3 厘米长的段，备用；姜、蒜分别去皮，切成碎末，备用。❷ 锅中倒入少许植物油烧热，把蒜末和姜末爆香后，放入银鱼快速翻炒一下。❸ 再加入苋菜段，炒至微软；锅内加入清水，大火煮 5 分钟即可。

营养功效 银鱼富含蛋白质、钙、磷，可滋阴补虚劳。哺乳妈妈食用含磷的鱼肉，可让宝宝头发更浓密。

鸡茸玉米羹

原料 鸡胸肉 100 克，鲜玉米粒 50 克，鸡蛋 1 个，盐适量。

做法 ❶ 将鲜玉米粒洗净，备用；鸡胸肉洗净，切成与玉米粒大小相同的丁；把鸡蛋打散，备用。❷ 把鲜玉米粒、鸡肉丁放入锅内，加上清水大火煮开，并撇去浮沫；加盖转中火再煮 30 分钟。❸ 将打好的蛋液沿着锅边倒入，一边倒入一边搅动。❹ 开大火将蛋液煮熟，放盐调味即可。

营养功效 玉米中含有较多的谷氨酸，能帮助促进脑细胞进行呼吸，清除体内废物。玉米中含铜量也很高，有助于产后妈妈的睡眠。

第6天

产后第6天，由于失血、失眠、食欲不佳，新妈妈会感到四肢乏力，这时候要增加食物品种，变换食物的烹饪手法，争取让新妈妈多摄入一些高蛋白、高热量、低脂肪、有利于吸收的食物。

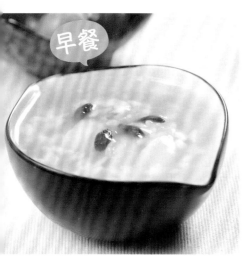
早餐

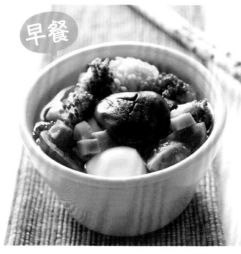
早餐

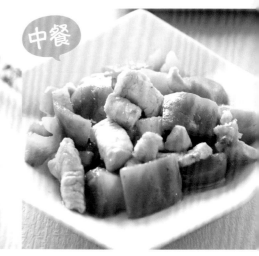
中餐

荔枝粥

（原料）干荔枝50克，大米100克，枸杞子适量。

（做法）❶ 将大米淘洗干净，用清水浸泡30分钟。❷ 干荔枝去壳取肉，用清水洗净，备用。❸ 将大米与干荔枝肉同放锅内，加清水，用大火煮沸。❹ 加枸杞子转小火煮至米烂粥稠即可。

（营养功效）荔枝肉含丰富的维生素C和蛋白质，有助于增强机体免疫功能，提高抗病能力，对大脑组织也有补养作用。

西蓝花鹌鹑蛋汤

（原料）西蓝花100克，鹌鹑蛋8个，鲜香菇、小西红柿各5个，火腿50克，盐适量。

（做法）❶ 西蓝花洗净，掰成小块，放入沸水中焯烫。❷ 鹌鹑蛋煮熟剥皮，鲜香菇去蒂，火腿切成小丁。❸ 鲜香菇、火腿丁加清水大火煮沸，再加入鹌鹑蛋、西蓝花，再次煮沸，加盐调味。❹ 出锅时，把小西红柿放入即可。

（营养功效）西蓝花可补肾填精，鹌鹑蛋对神经衰弱有奇效。

青椒鸡丁

（原料）鸡胸肉200克，青椒1个，鸡蛋、淀粉、盐、水淀粉各适量。

（做法）❶ 鸡胸肉切丁，加入盐、蛋清、淀粉抓拌上浆待用；青椒切丁。❷ 炒锅放油，烧至五六成热，倒入鸡丁煸炒，待鸡丁呈白色时捞出沥干油待用。❸ 再放油，烧热后放入青椒略煸炒，倒入鸡丁，加入适量盐，用水淀粉勾芡，翻炒几下即可。

（营养功效）青椒有温中散寒、开胃消食的功效，还能增强人的体力。

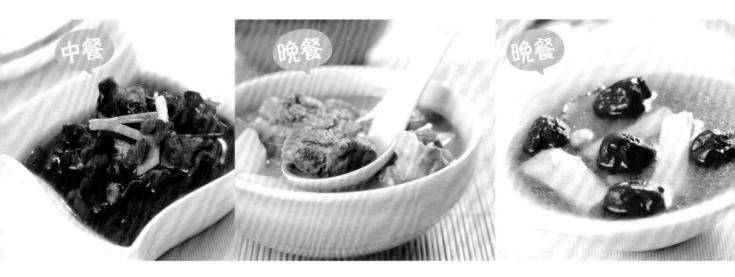

益母草木耳汤

(原料) 益母草、枸杞子各 10 克，木耳 20 克，冰糖适量。

(做法) ❶ 益母草洗净后用纱布包好，扎紧口；木耳用清水泡发后，去蒂洗净，撕成碎片；枸杞子洗净。❷ 锅置火上，放入清水、益母草药包、木耳、枸杞子用中火煎煮 30 分钟。❸ 出锅前取出益母草药包，放入冰糖调味即可。

(营养功效) 益母草有生新血去瘀的作用；木耳含有丰富的植物胶原成分，具有较强的吸附作用，是新妈妈排出体内毒素的好帮手。

芋头排骨汤

(原料) 排骨 250 克，芋头 150 克，葱、姜、盐、料酒各适量。

(做法) ❶ 芋头去皮洗净，切成 2 厘米厚的块，上锅隔水蒸 10 分钟。❷ 排骨洗净，切成 4 厘米长的段，放入热水中烫去血沫后，捞出备用；葱洗净切段；姜洗净切片，备用。❸ 先将排骨、姜片、葱段、料酒放入锅中，加清水，用大火煮沸，转中火焖煮 15 分钟；拣出姜片、葱段，小火慢煮 45 分钟。❹ 出锅前 10 分钟加入芋头块同煮，再加盐调味即可。

(营养功效) 猪排骨中的磷酸钙、骨胶原等可为新妈妈提供大量优质钙。

归枣牛筋花生汤

(原料) 牛蹄筋 100 克，花生 50 克，红枣 10 个，当归 5 克，盐适量。

(做法) ❶ 牛蹄筋去掉肉皮，在清水中浸泡 4 小时后，洗净，切成细条；花生、红枣分别洗净，备用。❷ 用清水把当归洗净，整个放进热水中浸泡 30 分钟，然后取出切片，切得越薄越好。❸ 砂锅加清水，放入牛蹄筋、花生、红枣、当归片，大火煮沸后，改用小火炖至牛筋熟烂，加盐调味即可。

(营养功效) 当归、红枣益气补血，牛蹄筋能提供优质的胶原蛋白，能减轻新妈妈产后疲劳，改善体力匮乏症状。

第 7 天

产后第 7 天，新妈妈精神状况大有好转，伤口恢复得也不错，胃口都跟着好起来了；宝宝的胃口也很好，一醒来就张着小嘴巴到处找妈妈。这时新妈妈需要的是充足的营养，丰富的饮食。

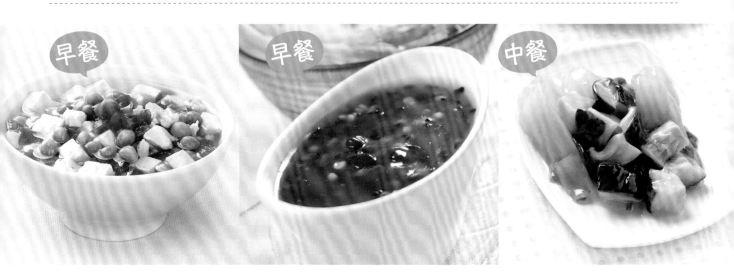

三丁豆腐羹

原料 豆腐 100 克，鸡胸肉、西红柿、鲜豌豆各 50 克，盐、香油各适量。

做法 ❶ 将豆腐切成块，在沸水中煮 1 分钟。❷ 鸡胸肉、西红柿分别洗净，切成小丁。❸ 将豆腐块、鸡肉丁、西红柿丁、鲜豌豆大火煮沸后，转小火煮 20 分钟。❹ 出锅时加入盐，淋上香油即可。

营养功效 豆腐中丰富的大豆卵磷脂有助于神经、血管、大脑的生长发育。

红小豆黑米粥

原料 红小豆、黑米各 50 克，大米 20 克。

做法 ❶ 红小豆、黑米、大米分别洗净后，用清水浸泡 2 小时。❷ 将浸泡好的红小豆、黑米、大米放入锅中，加入足够量的水，用大火煮开。❸ 转小火再煮至红小豆开花，黑米、大米均熟透后即可。

营养功效 红小豆能利湿消肿，且富含叶酸，有催乳作用；黑米能清除血液中的自由基，改善缺铁性贫血。

香菇油菜

原料 油菜 250 克，香菇 6 朵，盐适量。

做法 ❶ 油菜切段，梗、叶分置；香菇用温开水泡开去蒂，切成小块。❷ 锅置火上，放油烧热，先放油菜梗，至六七分熟，再下油菜叶同炒几下。❸ 放入香菇和浸泡香菇的温开水，烧至菜梗软烂，加盐调味即可。

营养功效 香菇能促进人体新陈代谢，和油菜一起烹调，能改善新妈妈体质，并提升食欲。

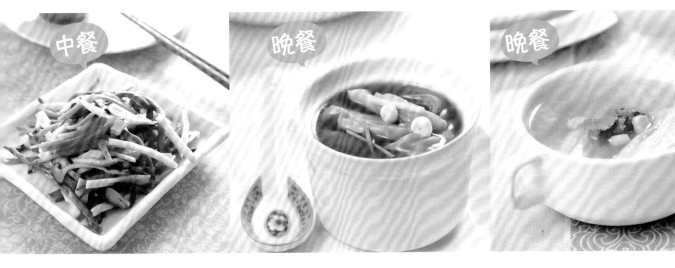

三丝黄花羹

原料 干黄花菜 50 克，鲜香菇 5 个，冬笋、胡萝卜各 25 克，盐、白糖各适量。

做法 ❶ 将干黄花菜放入温水中泡软，拣去老根洗净，沥干水。❷ 鲜香菇、冬笋、胡萝卜分别洗净，切丝。❸ 锅内放油烧至七成热，放入黄花菜和冬笋丝、香菇丝、胡萝卜丝快速煸炒。❹ 加入清水、盐、白糖，用小火煮至黄花菜入味，完全熟透即可。

营养功效 黄花菜性平味甘，具有养血平肝、利尿消肿、催乳的作用，配合其他蔬菜一起烹调，营养价值更加丰富。

莲子猪肚汤

原料 猪肚 150 克，莲子 30 克，淀粉、姜、盐、料酒各适量。

做法 ❶ 姜洗净，切片备用；莲子洗净去心，用清水浸泡 30 分钟。❷ 猪肚用淀粉或盐反复揉搓，用水冲洗干净。❸ 把猪肚放在沸水中煮一会儿，将里面的白膜去掉，并切成段。❹ 将猪肚段、莲子、姜片、料酒一同放入锅内，加清水煮沸，撇去锅中的浮沫。❺ 锅中放盐，转小火继续炖 2 小时即可。

营养功效 猪肚为补脾胃之佳品，莲子有健脾益气的功效。此汤健脾益胃，补虚益气，易于消化。

腐竹玉米猪肝粥

原料 鲜腐竹、玉米、大米各 50 克，猪肝 100 克，盐适量。

做法 ❶ 鲜腐竹洗净，切成 3 厘米长的段，备用；猪肝洗净，在热水中稍烫一下后冲洗干净，切薄片，用少许盐腌制调味，备用；大米洗净，浸泡 30 分钟。❷ 将鲜腐竹、大米、玉米放入锅中，大火煮沸后，转小火慢炖 1 小时。❸ 将猪肝放入，转大火再煮 10 分钟，出锅前放少许盐调味即可。

营养功效 猪肝是补血佳品，与腐竹、玉米一同熬制成粥，口感更鲜美，适合新妈妈全面补充营养。

第2周

产后第2周，看护宝宝的工作量增加，体力消耗较前一周大，伤口开始愈合，饮食上应注意大量补充优质蛋白质。同时，为了满足宝宝骨骼发育的需要，产后新妈妈还应及时补钙。

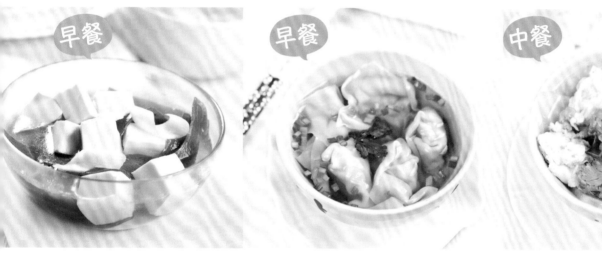
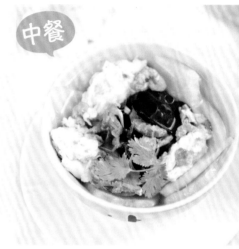

海带豆腐汤

原料 豆腐 100 克，海带 50 克，盐适量。

做法 ❶ 将豆腐洗净，切成丁；海带洗净，切成长 3 厘米、宽 1 厘米的条。❷ 锅中加清水，放入海带并用大火煮沸，改用中火将海带煮软。❸ 放入豆腐块，加盐调味，煮熟即可。

营养功效 豆腐中含丰富的钙、蛋白质，海带中含丰富的碘、锌，是新妈妈补充蛋白质和矿物质的上乘之选。

虾仁馄饨

原料 虾仁、猪肉各 50 克，胡萝卜 1/2 根，盐、香菜、香油、葱段、姜片、馄饨皮各适量。

做法 ❶ 将虾仁、猪肉、胡萝卜、葱段、姜片放在一起剁碎，加入油、盐拌匀。❷ 把做成的馅料包入馄饨皮中。❸ 将包好的馄饨放在沸水中煮熟。❹ 将馄饨盛入碗中，再加盐、香菜、葱末、香油调味即可。

营养功效 虾的营养价值极高，能增强人体的免疫力，还能催乳。

冬瓜海米汤

原料 冬瓜 50 克，木耳、海米各 30 克，鸡蛋 1 个，香菜段、葱花、香油、盐各适量。

做法 ❶ 冬瓜切片；海米泡发；鸡蛋打散；木耳泡发，撕成朵状。❷ 锅中放油，加入葱花爆香，再倒入冬瓜片翻炒片刻，下海米略炒。❸ 加清水烧开，放入木耳，大火煮开，加盐。❹ 最后倒入鸡蛋液，洒上香菜段，淋上香油即可。

营养功效 海米不仅蛋白质丰富，还含有丰富的镁元素。

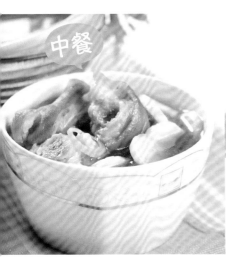

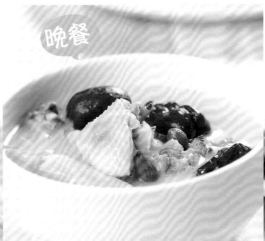

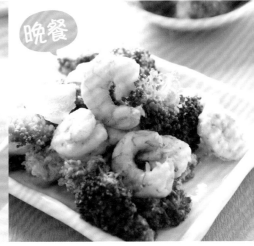

猪蹄茭白汤

原料 猪蹄 200 克, 茭白片 50 克, 葱段、姜片、盐、料酒各适量。

做法 ① 将猪蹄放入锅内, 加入清水, 清水没过猪蹄即可。② 将料酒、葱段、姜片也一同放入锅内, 大火煮沸后撇去汤中的浮沫; 改用小火将猪蹄炖至酥烂。③ 猪蹄酥烂后放入切好的茭白片, 再煮 5 分钟, 加入盐调味即可。

营养功效 猪蹄可以促进骨髓增长, 其中的胶原蛋白对皮肤有特殊的营养价值。而且此款汤品还具有极好的催乳作用, 是传统的催乳佳品。

黄芪枸杞子母鸡汤

原料 黄芪 30 克, 枸杞子 15 克, 母鸡肉 200 克, 红枣 10 个, 姜片、盐、米酒各适量。

做法 ① 将黄芪、枸杞子、姜片分别洗净并放入调料袋内。② 母鸡肉切成小块, 放入沸水中烫一会儿后, 捞出洗净。③ 将鸡肉块、红枣和调料袋一起放入锅内, 加清水。④ 大火煮开后, 改小火炖 1 小时, 出锅前加盐、米酒调味即可。

营养功效 母鸡肉蛋白质含量高, 易于消化, 利于人体吸收, 还富含磷脂, 是产后膳食结构中脂肪和磷脂的重要来源。

虾仁西蓝花

原料 虾仁 250 克, 西蓝花 150 克, 盐、姜片、料酒、香油各适量。

做法 ① 将虾仁去除虾线, 洗净; 西蓝花用盐水浸泡 5 分钟后洗净, 掰成小块。② 炒锅置火上, 倒入油烧热, 下入虾仁滑炒至熟, 捞起控净油。③ 净锅上火, 倒入油烧热, 下姜片爆香, 烹入料酒, 下入西蓝花煸炒至八成熟, 下入虾仁, 调入盐翻炒均匀, 淋香油, 装盘即可。

营养功效 西蓝花富含维生素, 虾仁含钙丰富, 这道菜品能满足新妈妈产后对维生素和钙质的需要, 其鲜美的味道又能提升食欲。

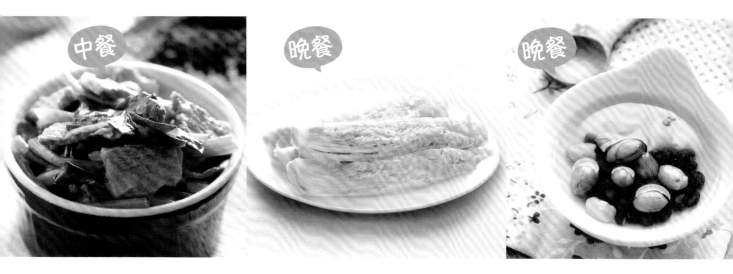

中餐　晚餐　晚餐

牛肉炒菠菜

（原料）牛里脊肉 50 克，菠菜 200克，淀粉、酱油、葱末、姜末、料酒各适量。

（做法）❶ 牛里脊肉切成薄片，淀粉、酱油、料酒、姜末调成汁倒入牛肉片中拌匀；菠菜洗净焯烫沥干，切成段。❷ 锅置火上，放油烧热，放姜末、葱末煸炒，再把腌制好的牛肉片放入，用大火快炒后取出，再将余油烧热后，放入菠菜、牛肉片，用大火快炒几下，放盐，拌匀即可。

（营养功效）菠菜含相当丰富的铁质和胡萝卜素，能增强新妈妈抵抗传染病的能力。

奶油白菜

（原料）白菜 250 克，牛奶 50 克，盐、高汤、淀粉各适量。

（做法）❶ 将白菜洗好，切成 4 厘米长的小段。❷ 将淀粉用少量水调匀，将牛奶加在淀粉中混匀。❸ 锅置火上，放油烧热，将白菜倒入，再加些高汤或清水，烧至七八成烂，放入盐。❹ 将调好的牛奶汁倒入锅中，烧开即可。

（营养功效）白菜具有良好的排毒功效，新妈妈将体内毒素清除，对宝宝健康也有好处。

花生红小豆汤

（原料）红小豆、花生各 50 克，糖桂花 5 克。

（做法）❶ 将红小豆与花生清洗干净，并用清水泡 2 小时。❷ 将泡好的红小豆与花生连同清水一并放入锅内，开大火煮沸；煮沸后改用小火煲 1 小时。❸ 出锅时将糖桂花放入即可。

（营养功效）将花生与红小豆配合食用，既可补虚补血，又能消除水肿，可使产后妈妈虚寒的体质得到调养，改善体内代谢。

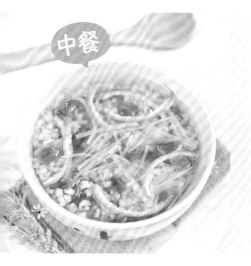

中餐

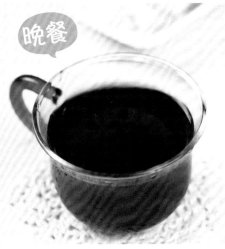

晚餐

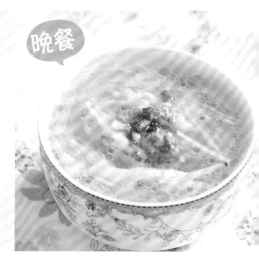

晚餐

糙米橘皮柿饼汤

原料 糙米 50 克，橘子皮 10 克，柿饼 2 个，姜丝 10 克。

做法 ❶ 橘子皮、柿饼分别洗净，柿饼切成小丁。❷ 将铁锅烧热，放入糙米迅速翻炒片刻后，改成小火继续炒熟，要避免将糙米炒黑。❸ 换成砂锅，将炒熟的糙米、橘子皮、姜丝、柿饼一同放入，加清水，大火煮沸后即可。

营养功效 糙米含丰富的膳食纤维，能改善便秘；橘子皮有生津止渴功效，能提升食欲。此款汤品酸甜适口，是新妈妈改善胃口的上乘之选。

生姜葱白红糖汤

原料 葱白（带根须）、生姜各 25 克，红糖适量。

做法 ❶ 将带根须的葱白洗净；生姜洗净，切成大片。❷ 将葱白和生姜片放入锅内，加一碗水煎开。❸ 放适量红糖，趁热服用即可。

营养功效 生姜葱白具有发汗功效，红糖益气补血，新妈妈若不小心患有感冒，饮用此汤能有效改善不适症状。

白萝卜蛏子汤

原料 蛏子 100 克，白萝卜 50 克，葱花、姜片、盐、料酒各适量。

做法 ❶ 将蛏子洗净，放入淡盐水中泡 2 小时；蛏子入沸水中略烫一下，捞出剥去外壳。❷ 白萝卜去皮，切成细丝。❸ 锅内放油烧热，放入姜片炒香后，倒入清水、料酒；将剥好的蛏子肉、萝卜丝一同放入锅内同时炖煮。❹ 汤煮沸后，放入少许盐调味，撒上葱花即成。

营养功效 萝卜对伤口恢复有良好功效，蛏子含钙丰富。这款汤品有助于新妈妈伤口恢复，鲜美的味道还能改善新妈妈的胃口。

第3周

产后第3周，新妈妈身上的不适感减轻了，全部的心思都放在喂养宝宝上，促进乳汁分泌还是重中之重，也要避免发生产后贫血。下奶的乌鸡汤、猪蹄汤，补血的红枣栗子粥等要常吃。

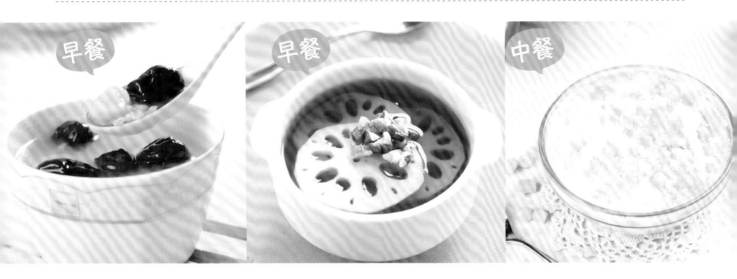

红枣板栗粥

(原料) 板栗8个，红枣6个，大米100克。

(做法) ❶ 将板栗煮熟之后去皮，备用。❷ 红枣洗净去核；大米洗净，用清水浸泡30分钟。❸ 将大米、煮熟后的板栗、红枣放入锅中，加清水煮沸。❹ 小火煮至大米熟透即可。

(营养功效) 红枣富含维生素C和铁，板栗富含碳水化合物及矿物质等，与大米同食，不仅强身而且健脑。

桃仁莲藕汤

(原料) 核桃仁10克，莲藕150克，红糖适量。

(做法) ❶ 莲藕洗净切成片；核桃仁打碎，备用。❷ 将打碎的核桃仁、莲藕片放入锅内，加清水用小火慢煮至莲藕绵软。❸ 出锅时加适量红糖调味即可。

(营养功效) 核桃仁可促进子宫收缩，还富含维生素，有良好的健脑效果；莲藕能及早清除腹中瘀，增进食欲，帮助消化，促进乳汁分泌。

鸡蓉玉米羹

(原料) 鸡胸肉100克，鲜玉米粒50克，鸡蛋1个，盐适量。

(做法) ❶ 鸡胸肉切丁，鸡蛋打散。❷ 把鲜玉米粒、鸡肉丁放入锅内，加上清水大火煮开，并撇出浮沫。❸ 加盖转中火再煮30分钟。❹ 将打好的蛋液沿着锅边倒入，一边倒入一边搅动。❺ 开大火将蛋液煮熟，放盐调味即可。

(营养功效) 玉米中含有谷氨酸，能帮助脑细胞进行呼吸，清除体内废物。

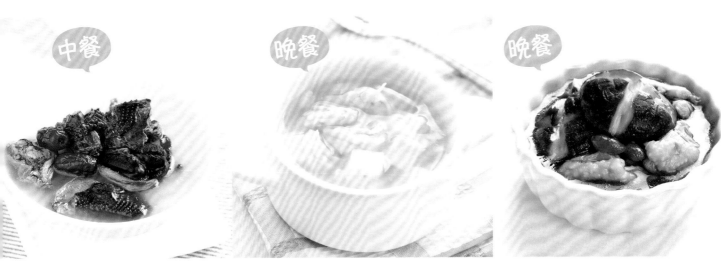

中餐 晚餐 晚餐

姜枣枸杞子乌鸡汤

原料 乌鸡 1 只，红枣 6 个，枸杞子 10 克，生姜、盐、料酒各适量。

做法 ❶ 乌鸡开膛，去内脏，洗净；将乌鸡放进温水里加入料酒用大火煮，待水沸后捞出乌鸡，放进清水里洗去浮沫，去掉血腥味儿。❷ 将红枣、枸杞子分别洗净；生姜洗净去皮，拍碎。❸ 将红枣、枸杞子、生姜放入乌鸡腹内，放入锅内，加水大火煮开，改用小火炖至乌鸡肉熟烂。❹ 出锅时加入适量盐调味即可。

营养功效 乌鸡可滋补肝肾、益气补血、滋阴清热、调经活血，对新妈妈的气虚、血虚、脾虚、肾虚等有良好功效。

明虾炖豆腐

原料 虾、豆腐各 100 克，葱、姜、盐各适量。

做法 ❶ 将虾线挑出，去掉虾须，洗净备用；豆腐切成小块，备用；葱洗净切成粒，姜洗净切片，备用。❷ 锅内放水置火上烧沸，将虾和豆腐块放入烫一下，盛出备用。❸ 锅置火上，放入虾、豆腐块和姜片，煮沸后撇去浮沫，转小火炖至虾肉熟透。❹ 拣去姜片，放入盐调味，撒上葱花即可。

营养功效 虾营养丰富，易消化，通乳作用较强，对产后乳汁分泌不畅的新妈妈尤为适宜。

香菇炖鸡

原料 干香菇 30 克，柴鸡 1 只，红枣、盐、葱段、姜片、料酒各适量。

做法 ❶ 将干香菇用温水泡开洗净；柴鸡去内脏洗净，然后放入沸水焯一下，捞出洗净。❷ 锅置火上，放入清水、柴鸡，用大火烧开，撇去浮沫。❸ 加入料酒、盐、葱段、姜片、香菇、红枣，用中火炖至鸡肉熟烂，出锅即可。

营养功效 此菜品可以强健筋骨、滋补强体，对产后体虚的新妈妈有很大帮助。

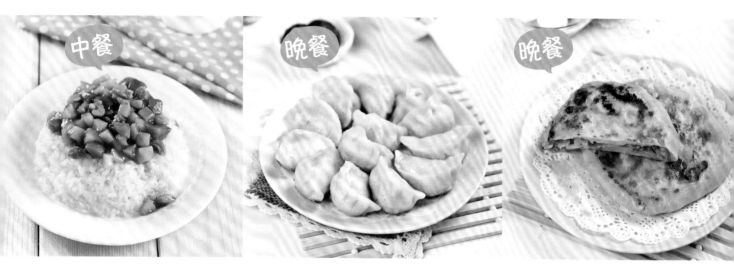

中餐　晚餐　晚餐

什锦果汁饭

原料 大米 50 克，鲜牛奶 250 毫升，苹果丁、菠萝丁、蜜枣丁、葡萄干、青梅丁、碎核桃仁各 15 克，白糖、水淀粉各适量。

做法 ❶ 将大米淘洗干净，加入鲜牛奶、水焖成饭，加白糖拌匀。❷ 将苹果丁、菠萝丁、蜜枣丁、葡萄干、青梅丁、碎核桃仁放入锅内，加水和白糖烧沸，加水淀粉，浇在米饭上即可。

营养功效 此款主食有利于提升乳汁质量，对宝宝成长十分有利，同时，软糯的奶香果汁饭对新妈妈调理肠胃大有助益。

玉米香菇虾肉煎饺

原料 饺子皮 20 个，猪肉 150 克，香菇、虾各 50 克，玉米棒、萝卜各 30 克，盐、泡香菇水各适量。

做法 ❶ 玉米棒剥取玉米粒，萝卜切小丁，香菇泡后切小丁，去壳的虾切丁。❷ 将猪肉和胡萝卜一起剁碎，放入香菇丁、虾丁，搅拌均匀；再加入盐、泡香菇水制成肉馅。❸ 饺子皮包上肉馅，锅中放油，将饺子煎至两面微焦后，加入水（以覆盖全平底锅锅底的水量为宜），煎至收干即可。

营养功效 虾肉软烂易消化，可滋阴、强体、养胃。

豆腐馅饼

原料 面粉 100 克，豆腐 80 克，白菜 50 克，姜末、葱末、盐各适量。

做法 ❶ 豆腐抓碎；白菜切碎，挤出水分；豆腐、白菜加入姜末、葱末、盐调成馅。❷ 面粉加水调成面团，分成 10 等份，每份擀成汤碗大的面皮；馅分成 5 份，两张面皮中间放一份馅，用汤碗一扣，去掉边沿，捏紧即成馅饼。❸ 将平底锅烧热下适量油，将馅饼煎成两面金黄即可。

营养功效 豆腐含有丰富的植物蛋白和钙，容易吸收，热量也低，其温和的滋润功效能逐渐唤起新妈妈的食欲。

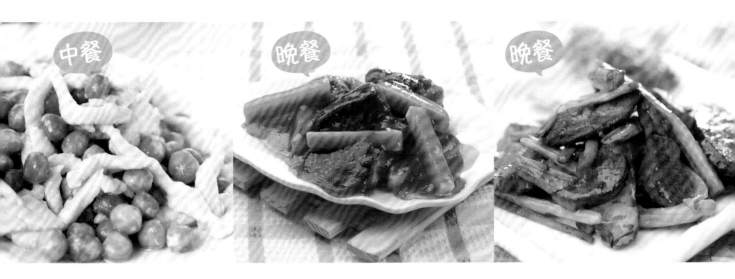

中餐　晚餐　晚餐

豌豆鸡丝

原料 鸡肉 250 克,豌豆 100 克,高汤、盐、水淀粉各适量。

做法 ❶ 将豌豆洗净,焯水沥干;鸡肉洗净,切丝备用。❷ 锅置火上,倒油烧热,放入鸡肉丝炒至变色,放入豌豆继续翻炒,加入盐、高汤,用水淀粉勾芡即可。

营养功效 豌豆具有益中气、利小便的功效,同时对产后乳汁不下、烦热口渴的症状有缓解作用。

木瓜烧带鱼

原料 新鲜带鱼 350 克,木瓜 400克,葱段、姜片、醋、盐、酱油、料酒各适量。

做法 ❶ 将带鱼去头、内脏,洗净,切成 3 厘米长的段。❷ 木瓜洗净,去皮去核,切成 3 厘米长、2 厘米厚的长条。❸ 砂锅置火上,加入适量清水,放入带鱼、木瓜块、葱段、姜片、醋、盐、酱油、料酒烧至熟即可。

营养功效 木瓜有助于乳汁的分泌;带鱼含有多种营养成分,可以缓解脾胃虚弱、消化不良。

熘炒黄花猪肝

原料 猪肝 500 克,黄花菜 100 克,鸡蛋 1 个,淀粉、酱油、料酒、盐各适量。

做法 ❶ 黄花菜洗净,猪肝切片;鸡蛋取蛋清,加入淀粉调成稠糊;猪肝用盐、料酒拌匀,挂上蛋糊。❷ 锅中倒油,放入猪肝翻炒片刻,再加入黄花菜,撒少许盐即可。

营养功效 黄花菜性平味甘,具有养血平肝、利尿消肿、催乳的作用,猪肝是补血佳品,二者配合食用营养更全面均衡。

第4周

产后第4周，新妈妈逐渐摆脱虚弱的感觉，身体各方面都逐渐转好，但体力的恢复还需要时间与努力。迅速成长的宝宝也需要越来越多的营养，因此新妈妈大量进补是非常必要的，食材也可以选择热量较高的，如胡萝卜牛蒡排骨汤、栗子黄鳝煲等。

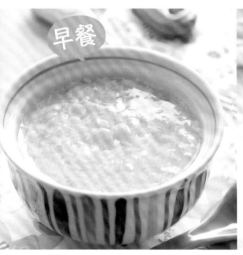
早餐

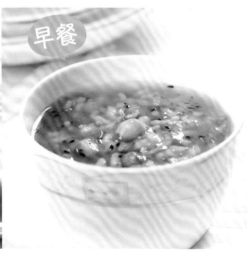
早餐

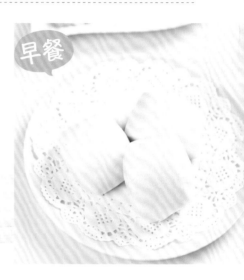
早餐

鸡蛋玉米羹

（原料）玉米粒100克，鸡蛋2个，盐、白糖各适量。

（做法）❶ 将玉米粒打成玉米蓉；鸡蛋打散成蛋液。❷ 将玉米蓉放入锅中，加清水用大火煮沸后，转小火再煮20分钟。❸ 鸡蛋液慢慢倒入锅中，转大火并不停搅拌，再次煮沸后，放盐和白糖调味即可。

（营养功效）玉米能调中健胃，利尿消肿，降低血清胆固醇。

黑芝麻花生粥

（原料）黑芝麻、花生、大米各50克，冰糖适量。

（做法）❶ 大米洗净，用清水浸泡30分钟；黑芝麻炒香；花生碾碎。❷ 将大米、黑芝麻、碎花生一同放入锅内，加清水用大火煮沸后，转小火再煮至大米熟透。❸ 出锅时加入冰糖调味即可。

（营养功效）黑芝麻健脑，且能令发质乌黑具有光泽，想让宝宝拥有良好发质的新妈妈，不妨尝试。

牛奶馒头

（原料）面粉100克，鲜牛奶250毫升，白糖、发酵粉各适量。

（做法）❶ 面粉放入盆中，逐渐加入鲜牛奶、白糖、发酵粉并搅拌，直至面粉成絮状。❷ 把絮状面粉揉光，放置温暖处发酵。❸ 发好的面团在案板上用力揉至光滑；搓成圆柱，用刀等分切成小块，再次醒发。❹ 凉水上锅蒸熟即成。

（营养功效）不喜欢喝牛奶的新妈妈可以尝试这道主食来补钙。

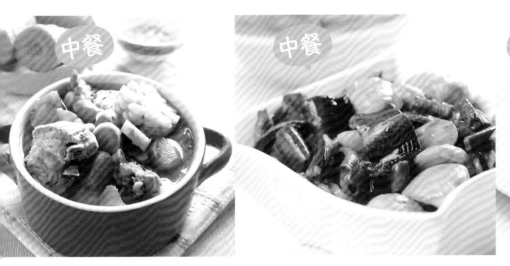
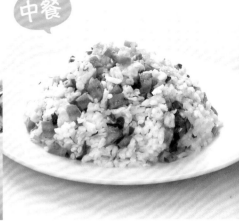

胡萝卜牛蒡排骨汤

(原料) 排骨 200 克，牛蒡、胡萝卜各 50 克，玉米 1 根，盐适量。

(做法) ❶ 排骨洗净，切成 4 厘米长的段，在沸水中焯一下去血沫，用清水冲洗干净，备用。❷ 牛蒡用小刷子刷去表面的黑色外皮，切成小段，备用。❸ 玉米切小段，胡萝卜洗净，切成滚刀块，备用。❹ 把排骨、牛蒡、玉米段、胡萝卜块一起放入锅中，加清水大火煮开后，转小火再炖 1 小时。❺ 出锅时加盐调味即可。

(营养功效) 牛蒡中的牛蒡苷有助筋骨发达，增强体力，与胡萝卜、排骨同食，能帮助新妈妈身体各个器官逐步恢复到产前状态。

板栗黄鳝煲

(原料) 黄鳝 200 克，板栗 50 克，姜、盐、料酒各适量。

(做法) ❶ 黄鳝去肠及内脏，洗净后用热水烫去黏液；将处理好的黄鳝切成 4 厘米长的段，放盐、料酒拌匀，备用。❷ 板栗洗净去壳，备用；姜洗净切成片，备用。❸ 将黄鳝段、板栗、姜片一同放入锅内，加入清水煮沸后，转小火再煲 1 小时。❹ 出锅时加入盐调味即可。

(营养功效) 鳝鱼可滋阴补血，对产后妈妈筋骨酸痛、步行无力、精神疲倦、气短懒言等都有疗效。

胡萝卜菠菜鸡蛋饭

(原料) 熟米饭 100 克，鸡蛋 2 个，胡萝卜、菠菜各 20 克，葱末、盐各适量。

(做法) ❶ 胡萝卜洗净，切丁；菠菜洗净，切碎；鸡蛋打成蛋液。❷ 锅中倒油，放鸡蛋液炒散，盛出备用。❸ 锅中再倒油，放葱末煸香，加入熟米饭、胡萝卜丁、菠菜碎、鸡蛋翻炒 2 分钟，最后加盐调味即可。

(营养功效) 本道主食富含蛋白质、胡萝卜素、铁、钙等营养元素，有助于新妈妈提高乳汁质量。

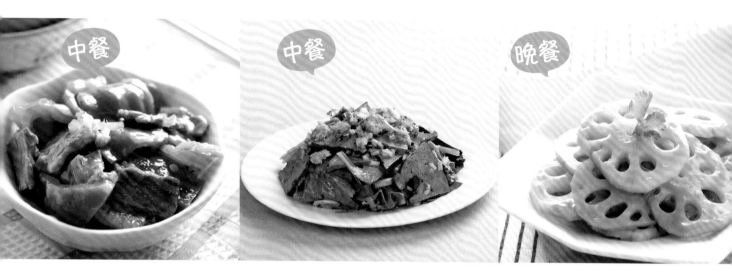

中餐　中餐　晚餐

青椒牛肉片

(原料) 牛肉 200 克,青椒 150 克,盐、葱、生姜、淀粉各适量。

(做法) ❶ 将牛肉洗净切成薄片,加水、淀粉抓拌均匀,下入七八成热的清水锅中,焯熟捞出,沥水。❷ 将青椒去蒂、子,洗净,切成片;葱、生姜分别洗净,用刀拍散,切成末。❸ 净锅置火上,下入油,烧热后下入牛肉片,迅速翻炒至肉变色时,将葱末、姜末放入略炒几下,再倒入青椒炒匀,加入盐炒匀即可。

(营养功效) 青椒能提升胃口,刺激食欲,牛肉富含丰富的动物蛋白,这道菜是新妈妈恢复体能的佳品。

猪肝拌菠菜

(原料) 猪肝 40 克,菠菜 20 克,海米 10 克,香菜段、香油、盐、醋各适量。

(做法) ❶ 猪肝洗净,煮熟,切成薄片;海米用温水浸泡;菠菜洗净,焯烫,切段。❷ 用盐、醋、香油兑成调味汁。❸ 将菠菜放在盘内,放入猪肝片、香菜段、海米,倒上调味汁,拌匀即可。

(营养功效) 猪肝和菠菜同食,有良好的补血功效,对于缺铁、贫血的新妈妈是不错的选择。

糖醋莲藕

(原料) 莲藕 1 节,料酒、盐、白糖、米醋、香油、葱花各适量。

(做法) ❶ 将莲藕去节、削皮,粗节一剖两半,切成薄片,用清水漂洗干净。❷ 炒锅置火上,放入油,烧热后下葱花略煸,倒入藕片翻炒。❸ 加入料酒、盐、白糖、米醋,继续翻炒,待藕片成熟,淋入香油即可。

(营养功效) 莲藕有良好的通乳作用,而糖醋的酸甜口感又能促进胃肠蠕动,提高新妈妈的食欲。

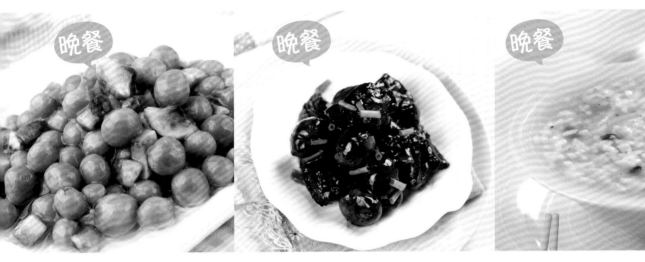

晚餐　晚餐　晚餐

鲜蘑炒豌豆

原料 蘑菇 100 克，豌豆 150 克，盐、姜末各适量。

做法 ❶ 将蘑菇洗好切丁，沥干水分。❷ 锅中放油烧热后煸炒蘑菇和豌豆，加水焖到豌豆变软。❸ 放入姜末、盐，用大火快炒几下即可。

营养功效 此款菜品含丰富的植物蛋白和维生素，可让产后的新妈妈尽快恢复元气，而其鲜美的味道，也有助于新妈妈胃肠功能的恢复。

板栗烧牛肉

原料 牛肉 150 克，板栗 6 颗，姜片、葱段、盐各适量。

做法 ❶ 牛肉洗净，入开水锅中焯透，切成长块。❷ 锅置火上，倒入油，烧至七成热时，下板栗炸 2 分钟，再将牛肉块炸一下，捞起，沥去油。❸ 锅中留少许底油，下入葱段、姜片，炒出香味时，放入牛肉、盐和适量清水。❹ 当锅沸腾时，撇去浮沫，改用小火炖，待牛肉炖至将熟时，下板栗，烧至肉熟烂板栗酥时收汁即可。

营养功效 板栗烧牛肉补而不腻；板栗具有活血止血之功效，能促进子宫恢复。

豆豉羊髓粥

原料 豆豉 15 克，薄荷 6 克，熟羊髓 50 克，大米 50 克，葱、姜、盐各适量。

做法 ❶ 大米洗净，浸泡 30 分钟，备用；葱洗净，去掉葱叶，葱白切成 3 厘米长的段；姜洗净，切成大片。❷ 锅内放入葱白、姜片、豆豉，用清水煮沸。❸ 放入薄荷，稍煎煮后去渣取汁。❹ 用豆豉薄荷汁煮大米，熟透后放入羊髓，出锅前放盐调味即可。

营养功效 羊髓营养价值极高，和薄荷同煮鲜而不腻，是新妈妈滋补体力的绝佳选择。

坐月子调养特效食谱

补血食疗方

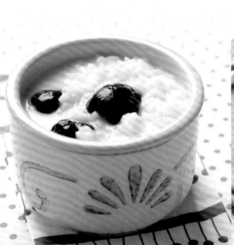
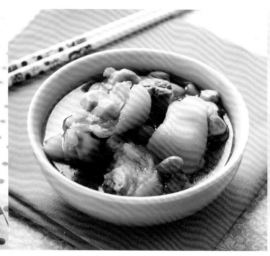
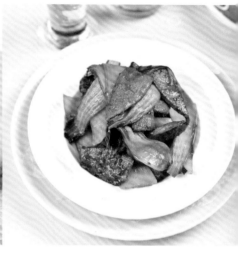

牛奶红枣粥

(原料) 大米 40 克,牛奶 250 毫升,红枣 10 个。

(做法) ① 红枣、大米分别洗净。② 将大米放入锅内,加清水,煮至大米绵软。③ 加入牛奶和红枣,小火慢煲至牛奶烧开、粥浓稠即可。

(营养功效) 牛奶含丰富的蛋白质和钙质,红枣补血益气,大米能补中益气、健脾养胃,三者同食能全面均衡地补充新妈妈所需营养,且其补血效果良好。

花生猪蹄汤

(原料) 猪蹄 1 个,花生 50 克,葱段、姜片、盐各适量。

(做法) ① 猪蹄洗净,放砂锅内,加清水煮沸,撇去浮沫。② 把花生、葱段、姜片放入锅内,转小火继续炖至猪蹄软烂。③ 拣去葱段、姜片,加入盐调味即可。

(营养功效) 花生是补血佳品,和猪蹄同食,不仅补血益气且具有催乳功效。猪蹄中的胶原蛋白还能令新妈妈皮肤光滑细嫩。

猪肝炒油菜

(原料) 油菜 50 克,猪肝 100 克,盐、酱油各适量。

(做法) ① 猪肝洗净,切片,用盐和酱油腌制 10 分钟;油菜洗净切段,茎、叶分别放置。② 锅中倒油,放入猪肝快炒后盛出。③ 锅中留少许底油,先放油菜茎,然后下油菜叶,炒至半熟时放入猪肝,加适量盐,大火炒匀即可。

(营养功效) 油菜和猪肝都是补铁、补血的佳品,这道菜肴营养丰富,对产后贫血的新妈妈有很好的食疗功效。

排恶露食疗方

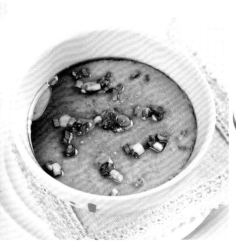 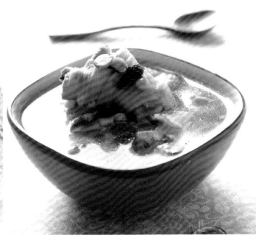 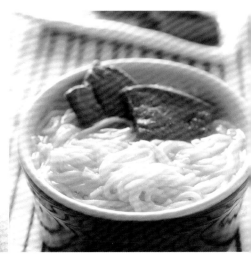

益母草煮鸡蛋

原料 益母草 30 克，鸡蛋 2 个，葱末适量。

做法 ❶ 益母草洗净后加水煮半小时，滤去药渣。❷ 在药汁里打入鸡蛋，煮熟后撒入葱末即可食用。

营养功效 益母草可活血、祛瘀，对血瘀型恶露不尽有帮助，哺乳期的新妈妈也可以适当食用，但不可过多。

芪归炖鸡汤

原料 公鸡 1 只，黄芪 50 克，当归 10 克，盐适量。

做法 ❶ 公鸡处理干净，用清水冲洗。❷ 黄芪去粗皮，与当归分别洗净。❸ 砂锅加水后放入鸡，烧开后撇去浮沫，加黄芪、当归，用小火炖 2 小时左右，加入盐，再炖 2 分钟即可。

营养功效 黄芪和当归对子宫复原有显著效果，鸡汤则营养丰富，能加快新妈妈体力恢复。

香油米线

原料 米线适量，香油猪肝汤小半碗。

做法 ❶ 米线放进沸水中煮熟（大约 2 分钟）。❷ 捞出后用香油猪肝汤调味即可。

营养功效 香油中丰富的不饱和脂肪酸，能促进子宫收缩和恶露排出，帮助子宫尽快复原，同时还能避免新妈妈发生便秘之苦。

便秘食疗方

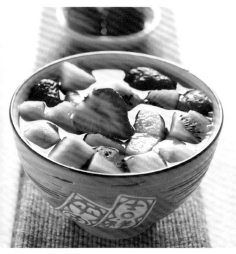
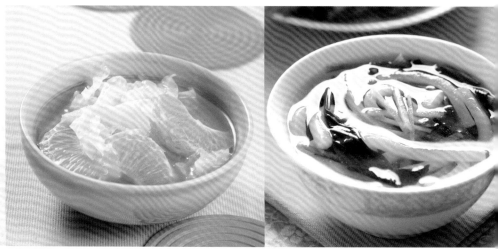

什锦水果羹

（原料）苹果、草莓、白兰瓜、猕猴桃各 50 克。

（做法）❶ 将苹果、白兰瓜分别洗净，去皮去子去核后，切成约 1.5 厘米的方丁，备用。❷ 草莓除去根叶洗净，从中间切开成两瓣；猕猴桃剥去外皮，切成约 2 厘米的块，备用。❸ 将苹果丁、白兰瓜丁、猕猴桃块、草莓瓣一同放入锅内，加清水大火煮沸，转小火再煮 10 分钟即可。

（营养功效）多种水果配合食用，能补充丰富的维生素，缓解便秘症状，其香甜清爽的口感有助于新妈妈食欲的提升。

橘瓣银耳羹

（原料）银耳 20 克，橘子 100 克，冰糖适量。

（做法）❶ 将银耳用清水浸泡 2 小时，择去老根，撕成小块，洗净备用；橘子去皮，掰好橘瓣，备用。❷ 锅置火上，放入泡好的银耳，烧沸后转小火，煮至银耳软烂。❸ 将橘瓣和冰糖放入，再用小火煮 5 分钟即可。

（营养功效）橘子含丰富的维生素 C，具有生津止渴、促进消化之功效，能有效缓解便秘症状。

荸荠魔芋汤

（原料）荸荠 150 克，魔芋 100 克，盐、姜各适量。

（做法）❶ 荸荠去叶择洗干净，切成大片，备用。❷ 魔芋洗净，切成条，用热水煮 2 分钟，去味，沥干，备用。❸ 姜洗净切丝，备用。❹ 将魔芋、荸荠、姜丝放入锅内，加清水用大火煮沸，转中火煮至荸荠熟软。❺ 出锅前加盐调味即可。

（营养功效）荸荠味道鲜美，是健胃消食、补养肠胃的佳品，配合营养丰富的魔芋一起食用，不仅能调整肠胃，还能滋补新妈妈产后虚弱的身体。

瘦身食疗方

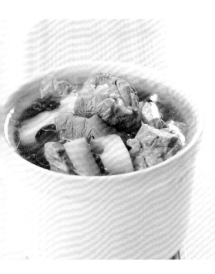
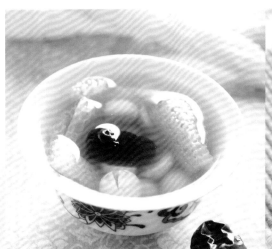
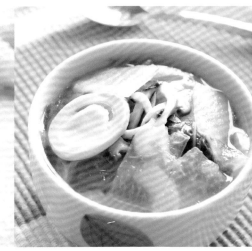

莲藕炖牛腩

原料 牛腩 200 克,莲藕 100 克,红小豆 50 克,姜、盐各适量。

做法 ❶ 牛腩洗净,切大块,放入热水中略煮一下;牛腩取出后再过冷水,洗净,沥干。❷ 莲藕洗净,去皮,切成大块;红小豆洗净,并用清水浸泡 30 分钟;姜洗净,切片备用。❸ 全部材料放入锅内,加清水用大火煮沸。转小火慢煲 2 小时,出锅前加盐调味即可。

营养功效 莲藕的含糖量不算很高,又含有大量的维生素 C 和膳食纤维,利于促进消化。

竹荪红枣茶

原料 竹荪 50 克,红枣 6 个,莲子 10 克,冰糖适量。

做法 ❶ 竹荪用清水浸泡 1 小时,至完全泡发后,剪去两头,洗净泥沙,放在热水中煮 1 分钟,捞出,沥干水分,备用。❷ 莲子洗净去心;红枣洗净,去掉枣核,枣肉备用。❸ 将竹荪、莲子、红枣肉一起放入锅中,加清水用大火煮沸后,转小火再煮 20 分钟。❹ 出锅前加入适量冰糖即可。

营养功效 竹荪药用价值很高,具有补肾、明目、清热、润肺等功效,而且减肥、降血压、降胆固醇功效显著。

三鲜冬瓜汤

原料 冬瓜、冬笋、西红柿、油菜各 50 克,鲜香菇 5 朵,盐适量。

做法 ❶ 冬瓜去皮去子后,洗净,切成片,备用。❷ 鲜香菇择去老根,洗净,切成丝,备用;冬笋切成片;西红柿洗净切成片;油菜洗净掰成段,备用。❸ 将冬瓜片、冬笋片、香菇丝、西红柿片、油菜段一同放入锅中,加清水煮沸;转小火再煮至冬瓜、冬笋熟透。❹ 出锅前放盐调味即可。

营养功效 冬瓜汤中维生素含量高而脂肪少,且含钾盐丰富、含钠盐低,有消肿瘦身而不伤正气的作用。

消肿食疗方

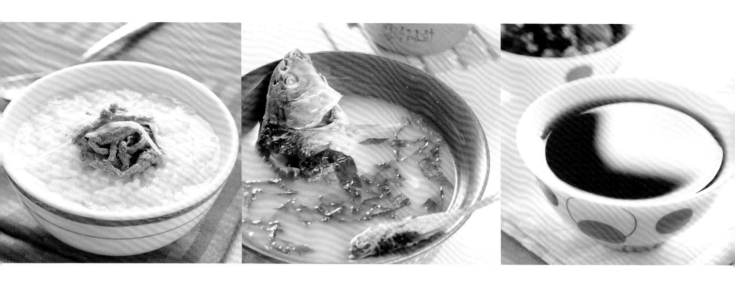

鸭肉粥

原料 大米 50 克,鸭肉 100 克,葱、姜、盐、料酒各适量。

做法 ❶ 葱洗净切段;姜洗净切丝,备用。❷ 鸭肉洗净,锅中放入清水和葱段,用中火将鸭肉煮 30 分钟,取出鸭肉,放凉,切丝。❸ 大米洗净,加入煮鸭的高汤,用小火煮 30 分钟。❹ 再将鸭肉丝、姜丝、料酒放入锅内同煮 20 分钟,出锅前加盐调味即可。

营养功效 鸭肉的营养价值很高,有滋补、养胃、补肾、消水肿、止咳化痰的作用;鸭肉中的脂肪酸熔点低,易于消化,适合产后妈妈恢复身体之用。

莼菜鲤鱼汤

原料 鲤鱼 1 尾,莼菜 100 克,葱、盐、料酒、香油各适量。

做法 ❶ 莼菜洗净;葱洗净切成葱花,备用。❷ 将鲤鱼去腮、去鳞,洗净,沥干。❸ 将鲤鱼、莼菜放入锅内,加清水煮沸,去浮沫,加入料酒,转小火煮 20 分钟。❹ 出锅前加入盐调味,撒上葱花,淋上香油即可。

营养功效 莼菜具有清热、利水、消肿、解毒的功效,而且含有丰富的锌,是益智健体的佳品。

薏米红小豆姜汤

原料 薏米、红小豆各 50 克,老姜 5 片,白糖适量。

做法 ❶ 将红小豆与薏米清洗干净,并用清水泡 3 小时以上。❷ 将泡好的红小豆与薏米连同清水一并放入锅内,加入老姜片,开大火煮沸。❸ 煮沸后改用小火煲 1 小时。❹ 待红小豆、薏米煮熟软后,加适量白糖调味即可。

营养功效 薏米和红小豆均具有利水消肿的效果,二者一同食用效果更加显著。

缓解乳房胀痛食疗方

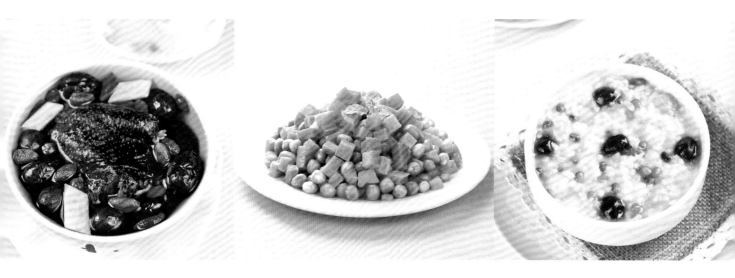

枸杞子红枣乌鸡汤

(原料) 乌鸡 1 只，枸杞子 20 克，红枣 10 个，姜、盐、料酒各适量。

(做法) ❶ 乌鸡去内脏；将乌鸡放进温水里加入料酒用大火煮，待水沸后捞出，放进清水里洗去浮沫；姜洗净切片。❷ 把烫过的乌鸡、枸杞子、红枣、姜片放入温水锅内，大火煮沸，再转小火炖至乌鸡酥烂。❸ 出锅前加盐调味即可。

(营养功效) 乌鸡是补气虚、养身体的上好佳品，对改善贫血也有明显效果，能提高乳汁质量，是新妈妈泌乳、滋补的上品。

胡萝卜炒豌豆

(原料) 胡萝卜 1/2 根，豌豆 1/2 碗，姜片、醋、盐各适量。

(做法) ❶ 胡萝卜洗净，切成与豌豆大小相近的丁；将胡萝卜丁和豌豆分别放入开水中焯 1 分钟后，捞出。❷ 锅中放油，烧至七成热，放入姜片煸香，然后放入焯过的胡萝卜丁、豌豆，爆炒至熟，最后调入醋和盐，翻炒均匀即可。

(营养功效) 胡萝卜和豌豆不仅含丰富维生素，而且对缓解乳房胀痛有良好效果，其鲜艳的色泽还能提升新妈妈的食欲。

枣莲三宝粥

(原料) 绿豆 150 克，大米 1/3 碗，莲子、红枣各 5 颗，红糖适量。

(做法) ❶ 绿豆、大米、莲子、红枣分别洗净。❷ 将绿豆和莲子放在带盖的容器内，加入适量开水泡 1 小时。❸ 将泡涨的绿豆、莲子放入锅中，加适量清水烧开，再加入红枣和大米，用小火煮至豆烂粥稠，加适量红糖调味即可。

(营养功效) 红枣和莲子、绿豆同食，味道香甜可口，不仅能补充气血，还能缓解新妈妈乳房胀痛之苦。

健胃食疗方

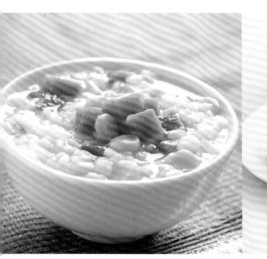
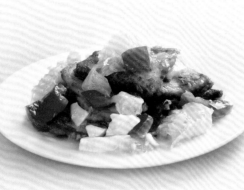
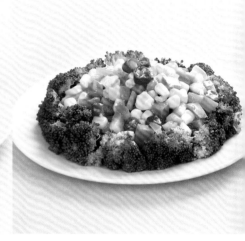

玉米胡萝卜粥

(原料) 鲜玉米粒、大米各50克，胡萝卜100克。

(做法) ❶ 胡萝卜洗净，切成小块，备用。❷ 大米洗净，用清水浸泡30分钟。❸ 将大米、胡萝卜块、玉米粒一同放入锅内，加清水煮沸后，转小火继续煮至大米熟透即可。

(营养功效) 玉米中膳食纤维丰富，能有效提升胃肠消化能力，和胡萝卜一起食用，色泽清新，能增食欲助消化。

橙香鱼排

(原料) 鲷鱼1条，橙子30克，红椒、冬笋各20克，盐、水淀粉各适量。

(做法) ❶ 将鲷鱼收拾干净，切大块；冬笋、红椒分别洗净、切丁；橙子取出肉粒。❷ 锅中倒入适量油，鲷鱼块裹适量水淀粉入锅炸至金黄色。❸ 锅中放水烧开，放入橙肉粒、红椒、冬笋，加盐调味，用水淀粉勾芡，浇在鲷鱼块上即可。

(营养功效) 橙子可以促进肉类蛋白质的分解和吸收，有助于消化，还能补充维生素，同时能提高新妈妈和宝宝的免疫力和抵抗力。

西蓝花彩蔬小炒

(原料) 西蓝花、胡萝卜、青椒、红椒、玉米粒各20克，盐适量。

(做法) ❶ 青椒、红椒分别洗净，切成小块；胡萝卜洗净、切粒；玉米粒洗净备用；西蓝花去老茎，择成小朵。❷ 锅置火上，将胡萝卜粒、玉米粒、西蓝花分别焯熟。❸ 锅中放油，下胡萝卜粒、玉米粒，加盐，大火翻炒；再放青、红椒圈，翻炒起锅。❹ 西蓝花围边，将炒好的彩蔬放入盘中央即可。

(营养功效) 这道菜含有丰富的维生素，能缓解胃肠负担，令新妈妈更好地恢复胃肠功能。

抗抑郁食疗方

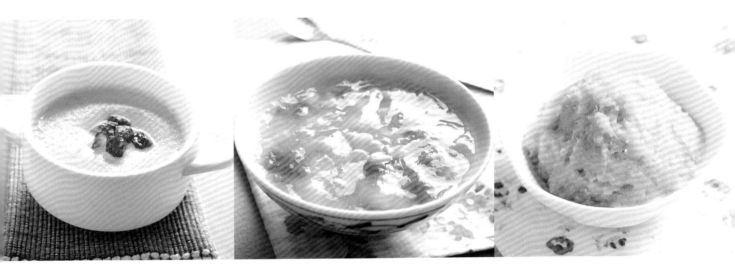

香蕉牛奶羹

原料 香蕉 1 根，牛奶 250 克，新鲜草莓 10 个。

做法 ① 草莓去蒂洗净，切成块。② 香蕉剥去外皮，放入碗中碾成泥。③ 将牛奶、香蕉泥放入锅内，用小火慢煮 5 分钟，并不停搅拌。④ 出锅时加入草莓块即可。

营养功效 香蕉能帮助大脑制造血清素，而血清素能刺激神经系统，给人带来欢乐、平静的感受，而牛奶有安神的作用，二者配合食用能减轻新妈妈的抑郁症状。

玉米西红柿羹

原料 玉米粒 100 克，西红柿 80 克，香菜末、高汤、盐各适量。

做法 ① 西红柿洗净后用热水焯烫去外皮，切丁；玉米粒洗净，沥干水分。② 锅中加适量高汤煮开，下入玉米粒、西红柿丁，以盐调味，煮 5 分钟，撒入香菜末即可。

营养功效 玉米和西红柿同食，能开胃健脾，改善体内维生素及多种微量元素的缺乏状态，还能缓解产后抑郁症状。

炒红薯泥

原料 红薯 40 克，核桃仁 20 克，花生仁 10 克，熟瓜子、玫瑰汁、白芝麻、蜂蜜、蜜枣丁、红糖水各适量。

做法 ① 红薯去皮后上锅蒸熟，然后制成碎泥；核桃仁、花生仁压碎。② 锅中放少许油，烧热后将红薯泥倒入翻炒；倒入红糖水继续翻炒。③ 再将玫瑰汁、白芝麻、蜂蜜、花生碎、核桃仁碎、熟瓜子、蜜枣丁放入，继续翻炒均匀即可。

营养功效 红薯香甜可口，含丰富的微量元素和维生素，配合核桃仁、花生仁等一起食用，不仅健脑益智，而且有良好的抗抑郁功效。

第八章
新生儿护理宜与忌

　　要不要给宝宝枕枕头？让宝宝平躺还是侧躺？怎样带宝宝晒太阳……作为新手爸妈，在育儿道路上一定有好多疑问。在此列出一些护理宝宝的宜与忌，新手爸妈可以快速了解照护宝宝的方法，避免错误情况的发生，让宝宝在你们的呵护下健康地成长，全家幸福、快乐。

宜注意脐带的护理

新妈妈对小宝宝的脐带护理要付出很大的心血，千万不可偷懒，这跟宝宝的健康息息相关。

脐带未脱落前，要保持脐带及根部干燥，出院后不要用纱布或其他东西覆盖脐带。还要保证宝宝穿的衣服柔软、纯棉、透气，肚脐处不要有硬物。每天用医用棉球或棉签蘸浓度为75%的酒精擦一两次，沿一个方向轻擦脐带及根部皮肤进行消毒，注意不要来回擦。

脐带脱落后，若脐窝部潮湿或有少许分泌物渗出，可用棉签蘸浓度为75%的酒精擦净，并在脐根部和周围皮肤上抹一抹。若发现脐部有脓性分泌物、周围的皮肤红肿，不要随意用甲紫、碘酒等，以防掩盖病情，应找儿科医生处理。

宜看懂宝宝的便便

正常便便： 在母乳充足的情况下，宝宝每天的小便在6~10次以上，甚至多达20~30次。正常宝宝在出生后12小时内，排泄黑绿色便，即胎便，两三天以后就逐渐变为正常新生儿的黄色便；纯母乳喂养的宝宝，大便是金黄色、稀糊糊的软便，一天4~6次；配方奶喂养的宝宝，大便呈浅黄色，每天一两次。

问题便便： 大便稀薄，米汤水样或蛋花汤样，有可能是病毒性肠炎或致病性大肠杆菌性肠炎；如果为脓血便则提示有空肠弯曲菌肠炎；大便像果酱提示可能有肠套叠；黑色或者柏油状大便，提示可能消化道出血；白陶土样大便提示有胆道梗阻。

宜给宝宝穿袜子

刚出生的宝宝，身体各项功能都不健全，体温的调节能力也差，尤其神经末梢的微循环最差。如果不给宝宝穿袜子，非常容易着凉。而且随着宝宝的不断长大，他的活动范围也在扩大，两脚的活动项目也增多，如果不穿袜子，容易在蹬踩的过程中损伤皮肤和脚趾。所以最好还是给宝宝穿上袜子。

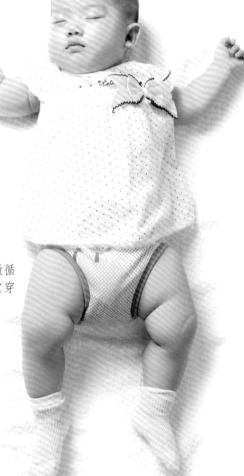

宝宝的神经末梢微循环很差，不给宝宝穿袜子，很容易受凉。

宜给宝宝创造一个良好的睡眠环境

宝宝睡觉时，室内的温度最好在16~23℃，空气相对湿度在50%~60%。卧室要安静、清洁，不要有穿堂风。夏季天气热时，可让宝宝睡在棉麻布上，最好不要使用凉席。冬天注意保暖。

宜经常带宝宝晒太阳

刚出生的宝宝不能到室外晒太阳，一般出生两三周后，可以在家中的阳台上晒一晒太阳。刚开始的时间要短，晒的部位要少，然后再慢慢增加时间和扩大范围。

晒太阳的时间最好选择在上午10点左右，或下午3点左右，夏天可以推迟到下午4点。晒太阳时，要保护好宝宝的眼睛，不要被强光照射，最好给宝宝戴一顶帽子。如果在室内晒太阳，最好把窗户打开，因为隔着玻璃晒太阳是起不到任何效果的。

宜经常给宝宝按摩抚触

抚触是一种用来表达对宝宝的爱和关心的好方法，新妈妈可以在宝宝洗完澡后，对其皮肤进行轻轻的抚触，宝宝会觉得非常舒服、惬意。

操作准备

环境要求：调节室温至25~28℃，环境安静、清洁，可播放轻柔的音乐。

物品准备：小毛毯、大毛巾、小毛巾、婴儿润肤露、消毒棉签。

妈妈准备：取下所有首饰、手表，修剪指甲、洗手，用婴儿润肤露将手部柔软。

宝宝准备：裸体（最好沐浴后），舒适地仰躺在铺有毯子的桌上或床上。

抚触方法

抚触可以先从腿开始，因为你在为宝宝换尿布的时候，经常碰他的腿，先从腿开始，会让他感到比较适应。先从小腿到大腿轻轻地揉捏。在抚触宝宝的胸部和肚子时，轻轻地把你的双手平放在宝宝身上，从中心向两边伸展。新妈妈可以不用具体的抚触手法，只要全身心地用爱抚触宝宝的每一寸肌肤，力道适中，宝宝就会感到很舒服。

如果宝宝在抚触期间开始哭闹，那就是在告诉你别再给他抚触了。

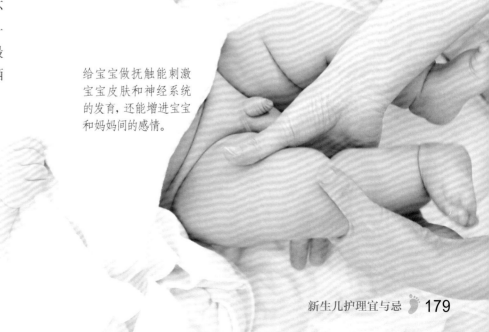

给宝宝做抚触能刺激宝宝皮肤和神经系统的发育，还能增进宝宝和妈妈间的感情。

宜让宝宝体验多种睡姿

宝宝的睡眠质量与睡姿有很大的关系，但刚出生不久的宝宝还不能自己控制和调整睡姿，为了保证宝宝拥有良好的睡眠，父母可以帮助宝宝选择一个好的睡姿。一般来讲，宝宝的睡眠姿势分为3种，各有利弊。

仰卧睡姿

这是最常见和最被广泛使用的一种姿势，这种姿势下，宝宝的头部可以自由转动，呼吸也比较通畅。缺点是头颅容易变形，几个月后宝宝的头就被睡得扁扁的，这与长期仰卧睡觉有着一定的关系；另一个缺点是宝宝吐奶时容易呛到气管内。

俯卧睡姿

俯卧睡姿是国外，特别是欧美国家常常采取的姿势，他们认为俯卧时宝宝血氧分压比仰卧时高5~10毫米汞柱，这就是说，俯卧时肺功能比仰卧时要好。另外俯卧时宝宝吐奶不会呛到气管内，头颅也不会睡得扁平。这种睡姿的缺点是因为宝宝还不能自己转头，俯卧睡姿容易把口鼻堵住，影响呼吸功能，引起窒息。

侧卧睡姿

侧卧能使宝宝肌肉放松，提高睡眠的时间和质量。同时右侧卧能避免心脏受压迫，还能改变咽喉软组织的位置，并能保证宝宝的呼吸顺畅，使胃里的食物顺利进入肠道。但由于此时宝宝头颅骨骨缝没有完全闭合，长期侧卧可能会导致宝宝头颅变形，所以在给宝宝采取侧卧时要注意左右侧卧交替，同时父母可以用小被子或毛巾等垫在宝宝后背帮助其侧卧。

正确的睡眠姿势，应提倡侧卧和仰卧睡姿相结合，也可短时间让宝宝俯卧睡一会儿。父母要经常帮助宝宝变化睡眠姿势，这样既可避免头颅变形，又能提高宝宝颈部的力量。等宝宝会翻身了，定会找到自己最习惯、舒适的睡眠姿势。

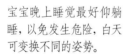

宝宝晚上睡觉最好仰躺睡，以免发生危险，白天可变换不同的姿势。

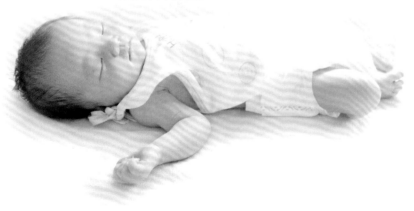

宜给宝宝拍嗝

新妈妈喂完奶后，不能直接把宝宝放在床上，宝宝的胃呈水平位，而且在吃奶时吞入空气，容易溢奶，因此喂完奶后要给宝宝拍嗝。

和脖子，另一只手支撑宝宝的腰和臀部，将宝宝竖着抱起来，调整好位置，让宝宝的下颌可以靠在大人肩膀上（肩膀上最好垫一块毛巾，以防有奶水溢出）。手掌略微拱起，呈半圆弧状，用空掌的方式轻拍宝宝背部，利用震动原理，慢慢地将宝宝吞入胃里的空气拍出来，直到听到宝宝打嗝为止。

打完嗝后，用抱起宝宝时的姿势，再把宝宝轻轻放到床上。新生宝宝溢奶是很常见的现象，这种情况一直要持续到宝宝3~4个月大，当贲门肌肉的收缩功能发育成熟，吐奶的次数就会逐渐减少。所以每次喂完奶后都应给宝宝拍嗝。拍嗝姿势可根据自己宝宝的情况，灵活选择。

宜给宝宝包襁褓

古人常说："初生儿出月，必须入襁褓，襁褓之道，必须得宜。"所谓襁褓，即用棉布做成的被、毯，以包裹新生儿，新生儿刚离开母体，从体态上常保持胚胎时的姿势，四肢屈肌较紧张，入襁褓是帮助其适应新的肢体顺直状态。但怎样给宝宝包襁褓呢?

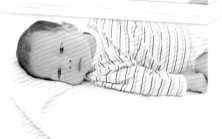

1. 把毯子铺在一个平坦的地方，将右上角折下约15厘米。把你的宝宝仰面放在毯子上，头部枕在折叠的位置。

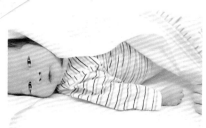

2. 把毯子靠近宝宝左手的一角拉起来盖住宝宝的身体，并把边角从宝宝的右边手臂下侧掖进宝宝身体后面。

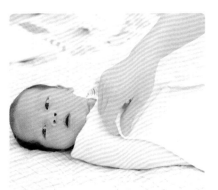

3. 把宝宝右臂边的一角拉向身体左侧，并从左侧掖进身体下面。

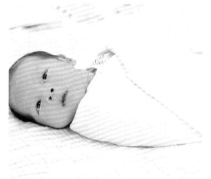

4. 将毯子的下角即宝宝脚的方向，折回来盖到宝宝的下巴以下，把被角掖到被子里。

宜给宝宝穿安全舒适的衣服

新生宝宝的皮肤特别娇嫩，容易过敏，所以对宝宝衣物一定要注意安全、舒适和方便。

安全

选择正规厂家生产的童装，上面有明确的商标、合格证、产品质量等级等标志。不要选择有金属、纽扣或小装饰挂件的衣服，因为如果不够牢固的话，可能会被扯掉而造成危险。

尽量选择颜色浅的、色泽柔和、不含荧光成分的衣物。

舒适

纯棉衣物手感柔软，能更好地调节体温。注意衣服的腋下和裆部是否柔软，这是宝宝经常活动的关键部位，面料不好会让宝宝不舒服。

新衣服在穿之前一定要拆掉衣服的商标，以免摩擦到宝宝的皮肤。

要注意观察内衣的缝制方法，贴身的那面没有接头和线头的衣服是最适合新生宝宝的。

宜彻底清洗宝宝的衣物

新生儿肌肤娇嫩，父母在选择衣服的时候要非常注意，在清洗宝宝衣物时也有很多注意事项。

洗净污渍，只是完成了洗涤程序的一半，接下来要用清水反复过水洗数遍，直到水清为止。否则，残留在衣物上的洗涤剂或肥皂对宝宝的危害，绝不亚于衣物上的污垢。

为了避免细菌交叉污染，宝宝的衣服最好用专门的盆单独手洗。

婴儿衣物漂洗干净后，最好用晒太阳的办法除菌。如果碰到阴天，可以在晾到半干时，用电熨斗熨一下，熨斗的高温同样也能起到除菌和消毒的作用。

宜每天给宝宝洗脸

新生宝宝也一样，每天早上要为他洗洗脸，以保持干净清洁。洗脸前，新手爸妈要将自己的手先洗干净。准备好新生儿专用的毛巾和脸盆，在盆中倒入适量温开水，然后把毛巾浸湿再拧干，摊开卷在手指上，轻轻给宝宝擦洗。先从眼睛开始，要从眼角内侧向外侧轻轻擦洗，如眼分泌物较多时要擦干净；接着擦鼻子，同时清理鼻子中的分泌物；再擦洗口周、面颊、前额、耳朵，注意擦洗耳朵时不要将水弄进耳道中；最后清洗毛巾后再擦洗颈部，尤其是颌下的颈部。

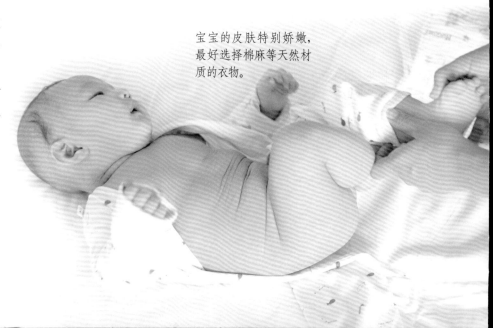

宝宝的皮肤特别娇嫩，最好选择棉麻等天然材质的衣物。

宜注意男宝宝生殖器的护理

父母需要注意男宝宝外生殖器的日常护理，因为男宝宝的外生殖器皮肤组织很薄弱，几乎都是包茎，很容易发生炎症。

清洗时要先轻轻抬起宝宝的阴茎，用一块柔软的纱布轻柔地蘸洗根部。然后清洗宝宝的阴囊，这里褶皱多，较容易藏匿汗污，包括腹股沟的附近，也要着重擦拭。清洗宝宝的包皮时，用你的右手拇指和食指轻轻捏着宝宝阴茎的中段，朝他身体的方向轻柔地向后推包皮，然后在清水中轻轻冲洗。向后推宝宝的包皮时，千万不要强力推拉，以免给宝宝带来不适。

清洗男宝宝外生殖器的水，温度应控制在40℃以内，以免烫伤宝宝娇嫩的皮肤。最理想的温度是接近宝宝体温的37℃左右。

另外，平时给男宝宝选择的纸尿裤和裤子要宽松，不要把会阴部包裹得太紧。如果宝宝没有使用纸尿裤，在他排尿后，最好用干净的无屑纸巾为他擦干尿液，以保持局部干爽。

宜注意女宝宝外阴的护理

较之于男宝宝，女宝宝的外阴更要求新妈妈细心护理。

首先，每次给女宝宝换尿布时以及每次她大小便后，最好都要仔细擦拭宝宝的外阴。用柔软、无屑的卫生纸巾擦拭她的尿道口及其周围。擦拭时，方向由前向后，以免不小心让粪便残渣进入宝宝阴部。

其次，帮助宝宝清洗外阴时，最好用温水清洗2次。给宝宝阴部的清洗顺序跟擦拭的方向一样，一定要从前向后。

清洗方法如下：

用一块干净的纱布从中间向两边清洗宝宝的小阴唇。再从前往后清洗她的阴部。

接下来清洗宝宝的肛门。尽量不要在清洗肛门后再擦洗宝宝的阴部，避免交叉感染。

再把宝宝大腿根部的皱褶清洗干净，这里的褶皱容易堆积汗液。

最后，用干毛巾擦干。

此外，女宝宝的尿布或纸尿裤要注意经常更换。为女宝宝涂抹爽身粉时不要在阴部附近涂抹，否则粉尘极易从阴道口进入阴道深处，从而引发宝宝不适。

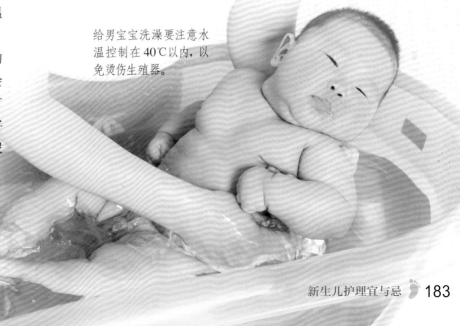

给男宝宝洗澡要注意水温控制在40℃以内，以免烫伤生殖器。

宜经常给宝宝剪剪指甲

宝宝的指甲长得很快，由于此时的宝宝对自己的动作没有意识，所以经常会把自己的小脸抓伤，这令新妈妈非常心疼。经常给宝宝剪剪指甲，可防止宝宝伤害自己。给宝宝剪指甲的正确的方法是：

1. 让宝宝平躺床上，妈妈握住宝宝的小手，要求是最好能同方向、同角度。

2. 先剪中间再剪两头，避免把边角剪得过深。

3. 妈妈用自己的手指沿宝宝的小指甲边摸一圈，发现尖角及时剪除。剪好一个再剪下一个。

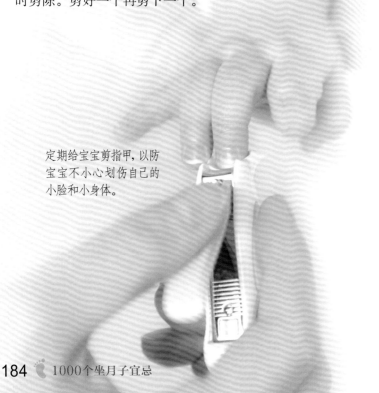

定期给宝宝剪指甲，以防宝宝不小心划伤自己的小脸和小身体。

宜经常给宝宝的居室通风换气

新生儿的卧室一定要经常开窗通风，使新生儿从中得到锻炼。同时开窗换气使室内的空气新鲜，有利于室内的污浊空气排出，这样室内的含氧量增多，就有利于新生儿的生长发育，增加了肺部的新陈代谢。

一年四季都要常开窗。春夏秋季在天气无风雨时要经常开窗，即使冬季也要适当开窗换气。但新生儿的床要放在避风处，床的四周可用布围住，以避免风直接吹到宝宝。也可以将宝宝抱到另一个屋子，待关窗后再抱回。

宜注意宝宝皮肤的护理

新生儿粉嫩、细滑的皮肤非常惹人怜爱，新妈妈在怜爱之余也要注意对宝宝皮肤的护理。因为宝宝皮肤的角质层薄，皮下毛细血管丰富，要注意避免磕碰和擦伤。此外，新生儿皮肤皱褶较多，积汗潮湿，夏季或肥胖儿容易发生皮肤糜烂。给新生儿洗澡时，要注意皱褶处的清洗，动作轻柔，不要用毛巾来回擦洗。

由于宝宝皮肤尚未发育成熟，所以显得特别娇气敏感，易受刺激及感染，在护理宝宝皮肤的时候，应选用符合国家标准规定的婴儿专用产品，既能全面保护宝宝皮肤，又不含刺激成分。

给宝宝洗澡后，在皮肤褶皱处及臀部擦少许婴儿专用爽身粉即可，不要擦得过多，以免因受潮而形成结块；颈部不宜直接擦粉，应擦在手上再涂抹，以免宝宝吸入。

宜听懂宝宝的哭声

非疾病性哭闹

宝宝一般的哭闹，主要是想引起你的关注，想让你抱抱他，和他交流说话。这时一定要爱抚地抱抱他。如果你抱起了他，他还是哭，那可能是以下原因引起的。

可能原因	表现
饥饿	哭的同时伴有啃手指、吃衣角或被角，吃到食物就停止哭
闹困	眼睛时睁时闭，哭声断断续续，入睡了就停止哭
有大小便	哭的同时脸涨得通红，并且还有用力的动作
胃肠不适	夜啼，可能是白天睡得多或吃得不合适
叮咬或刺痛	阵发性的号啕大哭，需要马上查找原因，是否被蚊虫叮咬或刺痛了

疾病性哭闹

如果在宝宝哭闹的同时也伴有其他异常的症状，那可能就是生病的征兆，就需要你马上提高警惕了。必要时需马上就医，家人要将宝宝的症状详细告诉医生。

可能原因	症状
肠功能紊乱（肠绞痛）	烦躁哭闹，表现为面色潮红，口周发白，腹胀，严重者双拳紧握，两腿弯曲，手足冷。常见于晚上，一般持续几分钟，有的可能更长些，有时反复发作。一般排便或肛门排气后缓解
肠套叠（多见于 4~6 个月宝宝）	早期症状为剧烈而持久的哭闹，伴有频繁呕吐，腹胀，精神差。发病 6~12 小时有血便，能在腹部摸到包块
外耳道疖肿或中耳炎	哭闹时不断摇头、抓耳
营养不良	哭声无力，面色苍白，毛发稀疏，不爱笑
佝偻病	常夜惊好哭，烦躁不安，多汗，摇头

宜保证宝宝每天的睡眠时间

宝宝就像个小猪，每天除了吃就是睡。其实，新生儿平均每天睡 18~20 小时是很正常的现象，到两三个月时会缩短到 16~18 小时，4~9 个月时缩短到 15~16 小时。随着年龄的增长和身体的发育，他玩耍的时间会慢慢加长，所以睡觉的时间也开始慢慢缩短了，到 1 岁时才能接近成人的生活规律。

不宜给宝宝用枕头

刚出生的宝宝一般不需要使用枕头，因为新生儿的脊柱是直的，头部大小几乎与肩同宽。平躺时，背部和后脑勺在同一平面上；侧卧时，头和身体也在同一平面上。平睡侧睡都很自然。如果给宝宝垫上一个小枕头，反而造成了头颈的弯曲，影响了宝宝的呼吸和吞咽。

但如果床垫比较软、穿的衣服比较厚时，妈妈可以将干净毛巾对折2次，垫在宝宝的头下方。溢乳的宝宝，也不可用加高枕头的办法解决，应让宝宝右侧卧，把上半身垫高些。

不宜抱着宝宝睡

新生宝宝初到人间，需要父母的爱抚，但新生宝宝也需要培养良好的睡眠习惯。抱着宝宝睡觉，既会影响宝宝的睡眠质量，还会影响宝宝的新陈代谢。另外，产后妈妈的身体也需要恢复，抱着宝宝睡觉，妈妈也得不到充分的睡眠和休息。所以，宝宝睡觉时，要让他独立舒适地躺在自己的床上，自然入睡，尽量避免抱着睡。

刚出生的宝宝不宜使用枕头，妈妈可以将干净毛巾对折2次，垫在宝宝头下方。

不宜给宝宝挤乳头

民间习俗认为，给女宝宝挤乳头，会避免其成人后乳头凹陷，这是非常错误的。因为挤捏新生儿乳头，不但不能纠正乳头凹陷，反而会引起新生儿乳腺炎。实际上，新生儿乳头凹陷不需要特别处理。

不宜过小满月

民间习惯上把新生儿出生后的第12天，当作"小满月"来庆贺。新生儿出生刚12天，对外界环境还很不适应，抵抗病菌、病毒侵入的能力还非常脆弱，而新手爸妈这时也很疲劳，此时接受亲戚朋友的探视和祝贺，的确为时尚早。

不宜给宝宝绑腿

家里的老人总喜欢给新生儿绑腿，这让新妈妈非常心疼。其实，新生儿根本不需要绑腿，腿被绑了反而会限制宝宝的运动和自由，不利于宝宝骨骼的生长，而且会感觉很不舒服。腿直与不直与先天的遗传和后天的营养有关系，与绑不绑腿无关。

不宜剃满月头

一些地方有这样的习俗，婴儿满月要剃个"满月头"，把胎毛甚至眉毛全部剃光，认为这样做，将来宝宝的头发、眉毛会长得又黑、又密。专家认为，头发的好与坏与剃不剃胎毛并无关系，而是与宝宝的生长发育、营养状况及遗传等有关。此外，宝宝皮肤薄、嫩，抵抗力弱，剃刮容易损伤皮肤，引起皮肤感染。

不宜把宝宝的房间布置太暗

新妈妈都知道新生儿不能被强烈光线照射，否则会伤害宝宝娇嫩的眼睛，但这并不等于说新生儿不能见光。如果把宝宝的房间布置得很暗，几乎没有光线，这对新生儿的视觉发育很不利。其实，白天不用给宝宝房间挂上那种质地很厚、颜色很深的窗帘，如果光线特别强烈，可挂一层浅颜色的薄窗帘。

不宜给宝宝佩戴饰物

爱宝宝，最好不要给他佩戴过多的饰物。通常在民间习俗里，认为给宝宝戴饰物有吉祥祈福的意思。现在生活水平越来越高，更多的爷爷奶奶、外公外婆、爸爸妈妈愿意为宝宝买一些金银珠宝首饰，如长命锁、如意金铃等。其实给新生儿佩戴饰物，存在很多隐患，如宝石、金银器等挂件的细绳或细链易勒伤宝宝的皮肤，或引起血液流通不畅。另外，饰物缝隙中的细菌可能通过口腔进入宝宝体内，造成细菌感染。还有的宝石有放射性物质，对宝宝的伤害更大。

不宜裹"蜡烛包"

把新生儿像蜡烛一样包起来，认为这样才睡得稳，这是民间育儿特别普遍的一种做法。但是裹"蜡烛包"不符合宝宝生理发育要求，容易限制其活动和生长发育。其实只要室温、被子厚度合适，姿势正确，睡眠习惯良好，宝宝就能睡个安稳觉。新妈妈也可以选择能自由活动的斗篷式拉链袋、有袖大衣式睡袋等替代"蜡烛包"。

"蜡烛包"会限制宝宝的活动和生长发育，可用宽松的斗篷式拉链袋或大衣式睡袋代替。

附录：产后恢复操

产后适当地运动可以预防或减轻因分娩造成的身体不适及器官功能失调，还可协助恢复以往健美的体形。下面专门介绍一套产后健美瘦身操，新妈妈可根据自己的身体情况，逐渐增加运动量，以不疲劳为限，每天做5~10次。

产后第 1 天

胸式呼吸

1.身体放松，用比较舒服的姿势仰卧平躺在床上。膝盖弯曲，脚心向下。双手轻轻地放在胸口。

2.慢慢地做深呼吸。随着胸部的起伏，吸气的时候双手自然离开，呼气的时候还原。每隔两三小时做五六次。

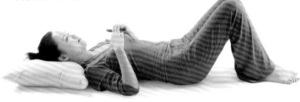

脚部运动

1.仰卧、平躺，双手放在身体两侧，腿伸直，后脚跟着地，两脚脚尖向内侧倾斜，重叠在一起。

2.双脚保持合在一起的姿势，脚尖向头部方向翘，膝盖要尽可能保持不动。每日早、中、晚各做1次，每次10下。

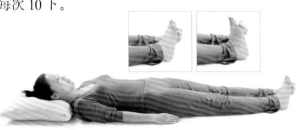

腹式呼吸

1.身体放松，仰卧平躺在床上。膝盖弯曲，脚心向下。

2.双手轻轻地放在肚子上，做深呼吸。呼吸的时候，手很放松地放在肚子上，以肚子感觉到手的自然重量为宜。

3.吸气让肚子瘪下去，屏住呼吸一会儿，再慢慢地呼气，使肚子鼓起来。每隔两三小时做五六次。

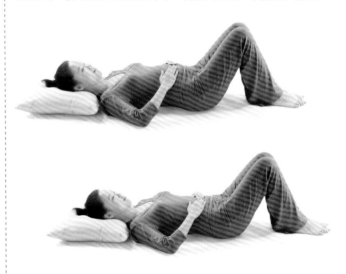

产后第 2 天

手指运动

伸直手臂，握拳。把手张开，五指尽量外张。每日做 10 次，每次 20 下左右。

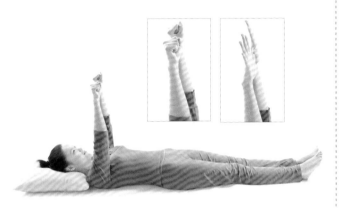

脚部运动

1. 仰卧，双腿并拢，脚尖向头部方向翘。坚持 2 秒左右，恢复原状，再绷紧用力向前伸，绷紧腿部肌肉，膝盖不要弯曲。

2. 右脚脚尖绷紧前伸，左脚脚尖上翘。右脚脚尖上翘，左脚脚尖绷紧前伸。交替各做 10 下，每日早、中、晚各做 1 组。

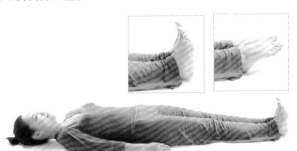

抬头运动

1. 平躺，去掉枕头，双腿自然伸直，一只手放在肚子上，另一只手放在身体旁边。

2. 抬起头来，到眼睛能看到肚子上的手，再躺下。头抬起来的时候，稍微停顿一下，整个运动的过程不要屏住呼吸。每日可做数次，每次每只手各做 5 下。

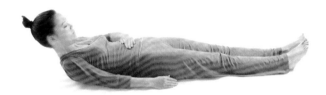

产后第 3~4 天

腹肌运动

1. 仰卧，双腿并拢，双手放于背下，在后背和床垫之间留出缝隙。

2. 慢慢地像绷紧肌肉似的用力，不要屏住呼吸。绷紧的时候，双手感觉到后背和床垫的缝隙变大。每日可做数次，每次 5 下。

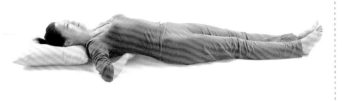

倾斜骨盆运动

1. 仰卧，双腿并拢，双手放在腰部。

2. 保持双膝伸直，右腰挺起牵动左腰。坚持一两秒。

3. 再做左腰挺起牵动右腰。转动的时候双手随着转动，不要用力掐腰。每组左右各做 5 下，每日早、晚各做 1 组。

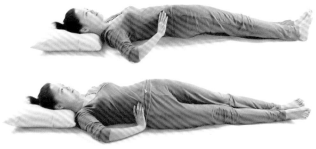

手部运动

手腕不要用力，整个手上下晃动。这个运动也没有姿势上的特殊要求，随时随地都可以做。每日做数次，每次 10 下即可。

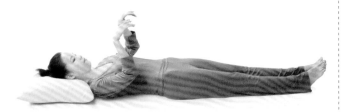

脚部运动

1. 仰卧，双腿并拢。

2. 一只脚稍抬起，轻轻地敲另一只脚两三次，然后换脚。

3. 再绷紧脚部向前伸，坚持一两秒，再慢慢地放松，恢复原状。每组左右各做 5 下，每日早晚各做 1 组。

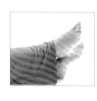

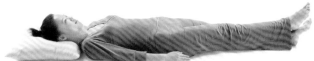

1000个坐月子宜忌

产后第 5~6 天

下半身运动

1. 仰卧，双膝弯曲，脚心平放在床上。

2. 双膝抬起慢慢地靠近肚子，然后恢复原状。不要屏住呼吸。每次做 10 下，每日早、晚各做 1 次。

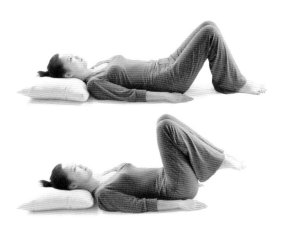

按摩胳膊运动

从上到下揉搓胳膊。左右交替进行。每组左右各做 10 下，可随时做。

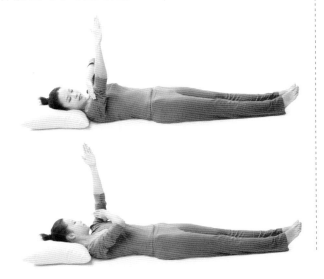

扭动骨盆运动

1. 仰卧，双膝盖弯曲，脚心平放在床上，手掌平放在两侧。

2. 双腿并拢向左侧倾斜，呼吸一次，再向右侧倾斜。每组左右各做 5 下，每日早、晚各做 1 组。

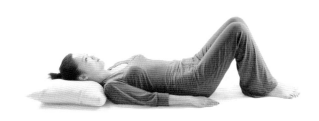

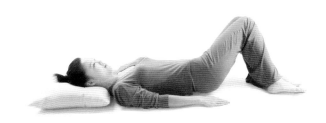

图书在版编目（CIP）数据

1000个坐月子宜忌 / 王琪主编 . -- 南京：江苏凤凰科学技术出版社，2015.1
（汉竹·亲亲乐读系列）
ISBN 978-7-5537-3738-6

Ⅰ.① 1… Ⅱ.①王… Ⅲ.①妊娠期-妇幼保健-基本知识②胎教-基本知识③婴幼儿-哺育-基本知识 Ⅳ.① R715.3 ② G61 ③ TS976.31

中国版本图书馆 CIP 数据核字 (2014) 第 199406 号

凤凰汉竹
阳光一样的生活书

2011 年荣获
中国民营书业实力品牌

2010 年荣获
生活图书出版商年度大奖

1000 个坐月子宜忌

主 编	王 琪	
编 著	汉 竹	
责 任 编 辑	刘玉锋 姚 远 张晓凤	
特 邀 编 辑	马立改 吕增芳 曹 静 张 欢	
责 任 校 对	郝慧华	
责 任 监 制	曹叶平 方 晨	

出 版 发 行	凤凰出版传媒股份有限公司
	江苏凤凰科学技术出版社
出 版 社 地 址	南京市湖南路 1 号 A 楼，邮编：210009
出 版 社 网 址	http://www.pspress.cn
经 销	凤凰出版传媒股份有限公司
印 刷	海顺领航（天津）印刷有限公司

开 本	715mm×868mm 1/12
印 张	16
字 数	120千字
版 次	2015年1月第1版
印 次	2015年1月第1次印刷

标 准 书 号	ISBN 978-7-5537-3738-6
定 价	39.80元（附赠《母乳喂养必知的35件事》小册子）

图书如有印装质量问题，可向我社出版科调换。